クエン酸ががんを消す

代謝をターゲットにしたがん治療の効力

銀座東京クリニック院長
福田一典

彩図社

はじめに

がん（癌）は、体内の一部の細胞が遺伝子の異常によって無制限に増殖するようになり、周囲の正常組織を破壊し、さらに他の臓器に転移し、最終的には人間を死にいたらしめる病気です。

がんは早期に見つかれば根治が可能ですが、進行すると確実に治す治療法が無い病気です。医学が進んだ現在でも、がんと診断された人の半数近くが数年以内に亡くなっています。最近の日本では、1年間に約100万人ががんと新たに診断され、40万人近くががんで亡くなっています。

がん治療の基本は、がん細胞を手術で切除するか、あるいは抗がん剤や放射線でがん細胞を死滅させることです。

このようながん細胞を直接攻撃する手術・抗がん剤・放射線治療の3つががんの標準治療になっています。

さらに最近は、免疫細胞の働きを利用してがん細胞を排除する免疫療法も進歩しています。標準治療とは別に、漢方薬などの伝統医療や食事療法やサプリメントなどを使ったがん治療も行われています。

このようながん治療は、標準治療をサポートする場合は「補完《ほかん》療法」と言い、標準治療の代わりに行う場合は「代替《だいたい》療法」と言います。

数多くのがんの補完・代替療法がある中で、本書で紹介するのは「クエン酸を摂取する」「がん細胞内のクエン酸の量を増やす」という治療法です。体内およびがん細胞内のクエン酸の量を増やして、がん細胞の増殖を抑える治療法です。

クエン酸は体の治癒力を活性化したり、がんに対する免疫力を高める全身作用があります。さらに、がん細胞に直接作用してがん細胞の増殖を抑える作用もあります。

クエン酸は柑橘類や梅の実に多く含まれる有機酸です。柑橘類や梅の実の酸っぱい味はクエン酸によるものです。細胞の中でもクエン酸は合成されており、エネルギー産生や物質代謝において中心的な働きを担っています。

がん細胞ではグルコース（ブドウ糖）の取り込みが増え、酸素を使わない解糖《かいとう》という方法でグルコースを分解してエネルギーを産生しています。

がん細胞の解糖系を阻害すると、がん細胞の増殖を止め、細胞死を誘導できることが明らかになっています。クエン酸はこの解糖系を強力に阻害する作用があるのです。

解糖系の阻害以外にも、クエン酸には免疫細胞の働きを高めたり、がん細胞の増殖シグナル伝達経路を阻止する働きも明らかになっています。

最近、培養したがん細胞やがんを発生させた動物実験などの基礎研究で、クエン酸の抗がん作用が数多く報告されています。

さらにがん患者さんがクエン酸を多く摂取すると、がんが縮小する症例も報告されています。

私自身もクエン酸療法を多くのがん患者さんに勧めて、その効果を実感しています。

台所などの汚れを落とす目的にもクエン酸は利用されていますが、掃除に利用するのと同じように、クエン酸には体内の汚れやがん細胞を消す作用があるのです。

本書では、クエン酸摂取が体の治癒力を高める理由と、クエン酸ががん細胞の増殖を阻止するメカニズムを解説しています。

さらにがん細胞内のクエン酸の量を増やしてがん細胞の増殖を抑える方法を紹介します。がん細胞の物質代謝とエネルギー産生の特徴を利用したがん治療法です。

この「がんのクエン酸療法」を多くのがん患者さんに知っていただき、がん克服に役立てていただきたいと願っています。

福田　一典

目次

はじめに…… 2

第1章

代謝をターゲットにしたがん治療が注目されている

◆がんは体の恒常性の破綻によって発生する…… 16
◆がんは遺伝子異常によって発生する…… 19
◆遺伝子の変異とは…… 21
◆がんの標準治療とは…… 25
◆がんの3大治療にはデメリットもある…… 27
◆がん細胞の代謝の特徴をターゲットにするがん治療とは…… 30

第2章

クエン酸は代謝を活性化し体の治癒力を高める

◆クエン酸はレモンから見つかった……34
◆梅の実は昔から薬として利用されてきた……37
◆私たちの体は元素からできている……39
◆体の自然治癒力を高める必須ミネラル……41
◆クエン酸はミネラルの吸収を高める……43
◆柑橘類の摂取はがんを予防する……44
◆メキシコはがん死亡率が少ない……46
◆クエン酸は代謝を活性化し、乳酸産生を減らし、体液をアルカリにする……49

第3章 クエン酸は私たちの細胞内で作られている

◆クエン酸は細胞のミトコンドリアで作られている……54
◆アセチルCoAはエネルギー産生と物質合成とシグナル伝達に関わる……56
◆クエン酸回路はエネルギー産生と物質合成の中心となる……62

第4章 細胞はグルコースを燃焼してエネルギーを得ている

◆食物を分解してエネルギー（ATP）を作っている……66
◆エネルギー産生には無酸素系と有酸素系がある……68
◆グルコースがピルビン酸になる反応を解糖という……70
◆ピルビン酸はミトコンドリアで酸素を使って分解される……73

◆酸素が無いとピルビン酸は乳酸に変換される……75
◆酸素を使うと活性酸素が発生する……78

第5章

がん細胞は酸素を使わないでエネルギーを産生している

◆エネルギーが枯渇すればがん細胞は死ぬ……82
◆PET検査は
がん細胞がグルコースの取り込みが多い性質を利用している……85
◆がん細胞はミトコンドリアでの酸化的リン酸化が抑制されている……86
◆がん細胞では酸素があっても解糖系が亢進している……88
◆ワールブルグ効果はがん細胞の生存と増殖を助ける……91

第6章

クエン酸は多彩な機序でがん細胞の増殖を抑える

◆クエン酸はホスホフルクトキナーゼをフィードバック阻害する……96
◆クエン酸は多彩なメカニズムでがん細胞の増殖を抑制する……102
◆クエン酸は抗腫瘍免疫を増強する……105
◆インスリン様成長因子－1は老化とがんの成長を促進する……107

第7章

がん細胞のクエン酸を増やすと死にやすくなる

◆がん細胞内はクエン酸濃度が低下している……112
◆がん細胞内のクエン酸濃度を高めると抗がん剤が効きやすくなる……113
◆ジクロロ酢酸ナトリウムはTCA回路を活性化する……116

◆クエン酸は細胞内でミネラルとキレートしてがん細胞の増殖を抑える……120

第8章 クエン酸飲用でがんが縮小する？

◆ハラベ・ブケイ医師のクエン酸療法……124
◆クエン酸は1日に5から10グラム程度で有効……126
◆クエン酸療法の実施法……130
◆クエン酸と重曹の併用の仕方……133

第9章 クエン酸の脂肪酸合成促進作用を阻害するメトホルミン

◆代謝には異化と同化がある……138

◆がん細胞は新規の脂肪酸合成が亢進している……140
◆脂肪酸合成が多いほど増殖速度が高い……142
◆クエン酸は脂肪酸合成を促進する……143
◆細胞内のエネルギー量を感知して代謝を制御する
ＡＭＰ活性化プロテインキナーゼ……147
◆メトホルミンはＡＭＰＫを活性化して脂肪酸合成を抑制する……148
◆ＡＭＰＫ活性化はタンパク質のアセチル化を増やして
がん細胞の増殖を抑制する……152

第10章

メバロン酸経路を阻害するスタチンとトコトリエノール

◆コレステロールはがん細胞の発生と増殖を促進する……156
◆コレステロールはアセチルＣｏＡを材料にして体内で合成される……160

◆コレステロールの産生はフィードバック調節によって制御されている……163
◆ビタミンEの一種のトコトリエノールは
HMG-CoA 還元酵素の分解を促進する……165
◆トコトリエノールは多彩なメカニズムで抗がん作用を示す……168

第11章 ケトン食は様々な機序でがん細胞の増殖を抑制する

◆インスリンは寿命を短くし、がん細胞の増殖を促進する……172
◆脂肪酸はミトコンドリアでＡＴＰ産生に使用される……174
◆絶食するとケトン体が増えてくる……176
◆脂肪酸のβ酸化を亢進するケトン食と中鎖脂肪酸……179
◆血液中のケトン体が増えた状態をケトーシス（ケトン症）と言う……182
◆ケトン食は断食と同様なメカニズムでがん細胞を自滅させる……183

◆糖質制限より抗腫瘍効果が高いケトン食……186
◆βヒドロキシ酪酸はヒストン脱アセチル化酵素を阻害する……189
◆糖質を制限すれば高脂肪食でもがんを促進しない……192

第12章

2-デオキシ-D-グルコースと高濃度ビタミンC点滴は解糖系を阻害する

◆2-デオキシ-D-グルコースは解糖系を阻害する……196
◆2-デオキシ-D-グルコースは抗がん剤治療や放射線治療の効き目を高める……201
◆高濃度ビタミンC点滴は解糖系を阻害する……204
◆がん細胞の代謝をターゲットにしたがん治療とは……208
おわりに……212

1章

代謝をターゲットにしたがん治療が注目されている

がん細胞は遺伝子変異の蓄積によって無限に増殖し、周囲に浸潤・転移するようになった異常細胞です。物質代謝やエネルギー産生においても、正常細胞とは異なる特徴を持っています。

この代謝における違いを利用すると、正常細胞にはダメージを与えず、がん細胞だけを選択的に死滅させることができます。

◆がんは体の恒常性の破綻によって発生する

がんは、心筋梗塞や脳卒中や糖尿病やアルツハイマー病などと同様に、老化に伴って発症する病気と認識されています。

しかし、がんは他の老化関連疾患とは性質がかなり異なります。

心臓病や脳疾患や代謝性疾患などは、特殊な細胞の喪失や、臓器や組織の機能の低下や喪失が発症の原因となっています。

一方、がんは異常細胞の塊によって構成される新たな組織の発生によって引き起こされます。がん組織は異常な増殖能を持った細胞の塊ですが、正常な間質細胞（線維芽細胞や炎症細胞など）や血管を取り込んで、一つの組織といえる新しい集合体を作っています。

体内の細胞の増殖や細胞死は遺伝子によって厳密に制御されています。

生物には、遺伝子変異を修復したり、異常細胞をアポトーシス（遺伝子で制御された細胞死）で死滅させたり、がん細胞を排除する免疫系などの恒常性を維持するメカニズムが存在します。

しかし、老化によって個々の細胞の遺伝子に変異が蓄積し、さらに恒常性維持機能や免疫監視機能が低下する結果として、がんが発生します。

つまり、がんは私たちの体の恒常性の破綻によって発生する病気なのです。

一般的に成人の体細胞の数は約60兆個と言われていますが、最近の論文では約37兆個と報告されています（文献1）。

この37兆個のうちの３分の２の約26兆個が赤血球です。赤血球は核が無いので、細胞分裂もがん化もしません。体の大きさ（体積）によって体を構成する細胞の数も異なりますが、成人では赤血球を除くとおよそ10兆個という膨大な数の有核細胞が人体を構成していることになります。

それぞれの細胞の分裂や増殖は、細胞の核内に収められている遺伝子の働きによって厳密にコントロールされており、自分勝手に増殖することはありません。細胞の分裂や細胞死の調節が正しく行われることによって、私たちの身体の健康は保たれるのです。

しかし、ある種の遺伝子の働きに異常が起こると、必要もないのに勝手に増殖する細胞に変化することがあります。

この異常な細胞によって作られた塊を「腫瘍《しゅよう》」と呼び、良性腫瘍と悪性腫瘍に区別されます。良性腫瘍は増殖が遅く局所的に細胞の塊を作るだけですが、悪性腫瘍は周囲の正常な細胞や組織をも破壊してしまう性質を持ち、さらに血液やリンパ液に乗って離れた臓器やリンパ節に飛んで行き、そこで新たな腫瘍を形成します。これを転移《てんい》といいます。

悪性腫瘍は無限に増殖し続け、ついには宿主である人間を死にいたらしめる病気です。

医学的には、粘膜上皮細胞や肝臓細胞など上皮系細胞から発生する悪性腫瘍を「癌《がん》」といい、筋肉・骨・軟骨・神経・線維芽細胞などの非上皮細胞から発生する悪性腫瘍を「肉腫《にくしゅ》」と呼びますが、この本では悪性腫瘍をまとめて「がん」と記載していきます。

◆がんは遺伝子異常によって発生する

私たちの体を構成する細胞は形態や機能が異なっても、全て同じ遺伝情報を持っています。遺伝子（遺伝情報を担う構造単位で、通常1つのタンパク質を作り出すことができる）の情報は細胞の核の中にある染色体のＤＮＡ（デオキシリボ核酸）に書き込まれています。

ＤＮＡは2本のロープがより合わさったような二重らせん構造になっており、そこには4種類の塩基という物質（アデニン、グアニン、シトシン、チミン）が、文字列のように延々と一列に並んでおり、その配列を読み取って体に必要なタンパク質を作り出しています。

遺伝子（ＤＮＡ）の情報がメッセンジャーＲＮＡに転写され、さらにタンパク質が合成されることによって細胞の構造や機能に変化が生じる過程を「遺伝子発現」といいます。

一つの細胞核に含まれる染色体の一組をゲノムといい、ヒトの場合1ゲノムは46個（22対の常染色体と1対の性染色体）の染色体があります。

1ゲノム中には合計約30億塩基対の塩基配列情報が記録されており、これに含まれる遺伝子の数は約2万2０００個程度であることが明らかになっています。

がんの発生に関与する「がん遺伝子」という遺伝子が知られています。このがん遺伝子の本来の役割は、正常な細胞を分裂・増殖させることですが、異常（遺伝子変異や発現異常）を起こすと無制限に細胞を増殖させることに荷担してしまいます。

さらに、反乱分子の出現を監視し、細胞のがん化を防いでいる「がん抑制遺伝子」も見つかっています。がん抑制遺伝子は、老朽化した細胞の死（アポトーシス）をうながし、細胞が増えすぎないようにコントロールする役割や、傷ついたDNAを修復させる役割をもった遺伝子です。

このようながん抑制遺伝子の働きが弱まると、変異した細胞のDNA修復が妨げられたり、アポトーシス（遺伝子で制御された生理的な細胞死）で除去されなくなったりします。

つまり、がん遺伝子やがん抑制遺伝子というのは、正常細胞の増殖・分化・細胞死に関わる遺伝子が何らかの原因で機能異常をきたしたものなのです。

正常細胞の増殖に対して、がん遺伝子はアクセルの役割を果たし、がん抑制遺伝子がブレーキの役目を果たしています。

正常細胞は必要なときに分裂し、必要がなくなると停止するという制御機構が正しく働いていますが、がん細胞がこのようなコントロールができない理由は、細胞増殖のアクセルとブレーキがともに故障しているからなのです。

発がんに関係している人間の遺伝子として100種以上が知られています。そのうちの十数

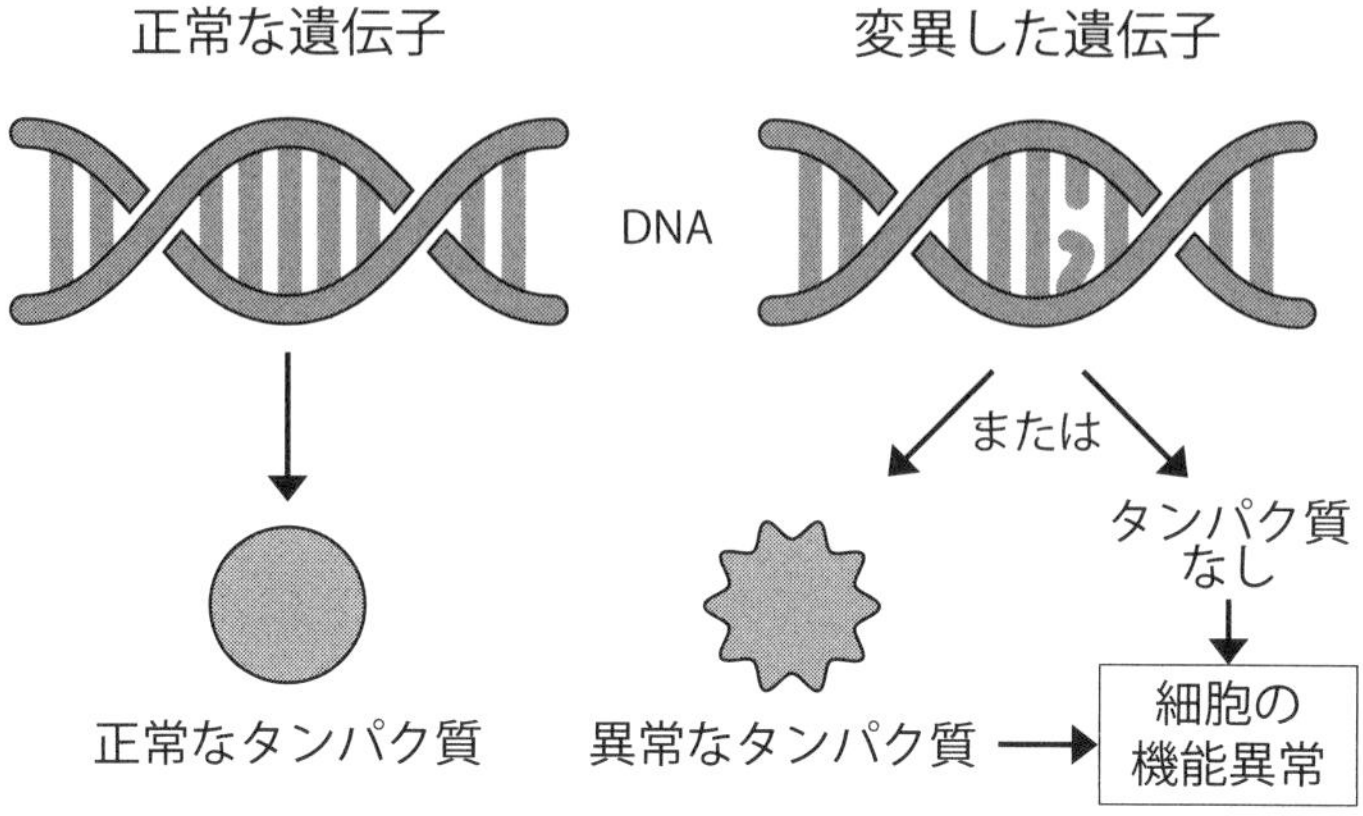

図１：正常な遺伝子から正常なタンパク質が産生されることによって細胞は正常に機能する。遺伝子が変異すると異常なタンパク質が作られるか、タンパク質ができない。その結果、細胞の機能に異常が発生する。

個に突然変異が起こった時に、正常な増殖制御を行ううえでの限界が訪れ、がんが発生すると考えられています。

◆遺伝子の変異とは

ＤＮＡの遺伝情報には、細胞を形作り機能させるためのタンパク質の作り方と、その発現の量や時期を調節するために必要なマニュアルが組み込まれています。

したがって、この遺伝子情報に誤りが生じるとその細胞の働きに異常が生じます（図１）。

ＤＮＡの遺伝情報に誤りが生じる原因は、ＤＮＡに傷がついて間違った塩基に変換したり、遺伝子が途中で切れたりするためです。

これをDNAの「変異《へんい》」と呼び、DNA変異を引き起こす物質を変異原《へんいげん》物質と呼びます。

環境中には、たばこ・紫外線・ウイルス・食品添加物など変異原物質が多数存在しています。変異原物質は、体内でのエネルギー産生や物質代謝の過程でも作られます。酸素呼吸をすると細胞のミトコンドリアで活性酸素が発生し、この活性酸素はDNAを酸化して遺伝子変異の原因になっています。

つまり、私たちが酸素を吸って呼吸していること自体が、がんを発生させる原因の一つになっています。

変異原物質の共通の性質は強い化学反応性を持ち、フリーラジカルを生成する点にあります。フリーラジカルとは反応性が高くて他の物質を酸化する原子や分子のことです。化学反応性に富むため、DNAと反応してDNA変異を生じさせるのです。

抗がん剤と言われる薬品の中にはDNAと結合したり、フリーラジカルを発生させるため、変異原物質となるものが数多くあります。放射線も活性酸素を発生してDNA変異を起こします。つまり、抗がん剤や放射線は発がん剤の性格も持っているのです。

さらに、正常細胞が細胞分裂するときのDNA複製時のエラーががんの発生の原因として重要であることも指摘されています。

成人の体では1日に約２００分の1の細胞が死んで、組織幹細胞から新しい細胞が作られています。人体の有核細胞（赤血球以外の核を持つ細胞）の数を約10兆個として1日に５００億個くらいの有核細胞が作られている計算です。

ＤＮＡを複製するＤＮＡポリメラーゼは、10万個の塩基につき1塩基くらいの割合で間違った塩基を取り込みます。

しかし、ＤＮＡポリメラーゼの校正活性ですぐさま99％は訂正され、残ったエラーの99・９％は、ＤＮＡ複製後にミスマッチ修復系で修復されるので、１回のＤＮＡ複製で最終的に間違った塩基が入る頻度は１００億塩基に1個くらいのオーダーだと考えられています。

このように間違った塩基が入る頻度は極めて低いですが、１個の細胞のＤＮＡには30億対の塩基が存在し、さらに細胞分裂の回数も多いので、体内では多くの細胞に遺伝子変異が発生し、変異遺伝子をもった異常細胞が絶えず出現しています。

ジョンズ・ホプキンス大学キンメルがんセンターのバート・ボーゲルスタイン（Bert Vogelstein）博士らの研究グループは「がん発生の３分の２は、幹細胞の分裂時に生じるＤＮＡのランダムな変異によって説明される」という論文を発表しています（文献２）。

ボーゲルスタイン博士は１９８９年に大腸がんにおけるがん抑制遺伝子のｐ53の変異を発見し、それ以降、細胞のがん化（多段階発がん過程）における遺伝子変異を解析し、がんの分子生物学の領域でブレークスルー的な業績を数多く挙げています。

このようながん研究において卓越した業績を残している研究者が「６割以上のがんは、ＤＮＡ複製時のエラーによるものだから、がんは防げない」、「がんが発生したのは不運としか言えない」という結論に達したということです。

この計算には多くの反論もあります。喫煙がある種のがんの発生率を著しく増やすことは証明されています。食事の内容ががんの発生に影響することも多くの証拠があります。

このように、一般的には環境要因が重要という研究結果の方が多いのですが、それでも10〜30％は「ＤＮＡ複製時のランダムな変異」のような内因性の危険因子ががんの発生に寄与すると報告されています（文献３）。

がんの発生において自分で避け得るリスク要因（喫煙など）は多いのですが、ＤＮＡ複製エラーの他に、酸素呼吸による活性酸素の害、自然界の宇宙線や放射線、大気汚染など自分でコントロールできない発がんリスクも多くあるということです。

◆がんの標準治療とは

がんの標準治療として、手術療法、化学療法、放射線治療の３つがあります。

手術療法は、がん組織をメスで切り取ってしまう治療法です。がんが発生した場所に限局している場合は、手術療法は最も根治が期待できる治療法です。

しかし、がん細胞が血液やリンパの流れに乗って手術の範囲を超えたリンパ節や他の臓器（肝臓や肺や骨など）に転移していると、手術療法は無力と言わざるを得ません。

化学療法は、薬物を使ってがん細胞の増殖を抑えたり、死滅させる治療です。がんが初めから全身に広がる白血病や悪性リンパ腫など造血器腫瘍は、化学療法が唯一の治療法になります。性ホルモンの作用によって増殖が促進される乳がんや前立腺がんでは、ホルモンの作用を阻害する薬でがんを縮小させることができます。

化学療法の多くは細胞毒性のある薬（抗がん剤）によってがん細胞を死滅させることを目的にしています。細胞分裂に必要なＤＮＡの複製を阻害したり、細胞分裂の過程を阻害したり、様々な機序でがん細胞の分裂を阻害し、細胞死を誘導します。

がん細胞の増殖を促進するシグナル伝達経路を分子レベルで阻害する分子標的薬などの新薬の開発によって、一部のがんでは治療成績が向上しています。

しかし、多くのがんでは抗がん剤治療の成績はあまり上がっていません。それは、30年以上前から使われている抗がん剤の多くがまだ使用されていることからも分かります。

放射線治療はエックス線や電子線やガンマ線などの放射線を用いてがん細胞を死滅させる治療です。放射線は、がん細胞内の遺伝子（ＤＮＡ）にダメージを与え、がん細胞を壊します。がん細胞の根絶を目指す他に、骨転移などによる痛みなどの症状の緩和の目的でも使われます。

放射線照射の方法には多くの種類があり、がんの種類や進行度によって使い分けられています。コンピュータ技術と放射線治療機器の進歩によって、正常細胞へのダメージをできるだけ減らし、がん細胞に多くの放射線を照射できるようになり、放射線治療は急速に進歩しています。

さらに、最近は免疫細胞の働きを利用してがん細胞を排除する免疫療法も進歩しています。がん細胞に対するリンパ球の働きを高める免疫チェックポイント阻害剤など新しいメカニズムでの免疫療法が開発されています。

このような治療法は単独で行うだけでなく、併用することも多く行われています。外科手術を行ったあとに、再発予防のため化学療法を追加することもあります。進行したがんに対しては、手術療法と化学療法と放射線療法を組み合わせて行うことがあります。

◆がんの３大治療にはデメリットもある

手術や化学療法や放射線療法は「侵襲的治療」と呼ばれます。「侵襲的」というのは「がんを攻撃する」ということですが、「体に害を及ぼす」という意味も含まれています。がん細胞を取り除く侵襲的治療はがん治療の基本であることは間違いありません。しかし、このような攻撃的な治療法は、正常組織にもダメージを与えて、様々な副作用や後遺症を引き起こすという欠点を本質的に持っています。

手術療法は、がん組織を完全に切除できれば体内からがんを消すことができるので、最も直接的かつ根治性の高い治療法と言えます。

たとえば早期の胃がんや乳がんなどで転移が無い場合は手術療法でほぼ100%治すことができます。一方で、体にメスを入れるため傷や体力の回復にある程度の時間がかかるというデメリットがあります。さらに、切除する部位によっては臓器や体の機能が失われます。体力や抵抗力や回復力が低下していると、手術後の合併症が多く発生します。

このようなデメリットを軽減するために、小さながんを内視鏡を用いて切除したり、鏡視下手術（胸腔鏡や腹腔鏡）というカメラを使った手術が行われ、患者さんの体への負担を軽くする治療も行われています。

化学療法はがんが全身に広がった場合の治療法です。急性白血病や悪性リンパ腫や精巣腫瘍などいくつかの腫瘍では抗がん剤治療で根治も可能です。がんの局所療法（手術療法と放射線治療）と併用して、治療効果を高める目的でも有用です。

しかし、肺がんや大腸がんや膵臓がんなど多くの固形がん（がん細胞の塊を作るがん）に対しては、抗がん剤治療の効果は限定的です。一時的に縮小しても、がんが消滅する可能性は極めて低いのが実情です。

さらに、正常細胞にもダメージを与えるので、様々な副作用が発生します。

抗がん剤の副作用としては、白血球や血小板が減少する骨髄抑制と、吐き気や下痢などの消化器毒性がよく知られています。その他に、心臓、肝臓、腎臓、肺、神経系などの主要臓器にも障害を引き起こします。

最近では抗がん剤治療が長期間行われる患者さんが増え、心筋細胞のダメージによる心不全の発症率が高まること、脳神経のダメージによる認知機能の低下なども問題になっています。抗がん剤はフリーラジカルを発生して、がん細胞の遺伝子の変異（異常）を増やしてがんを悪化させる欠点も持っています。

抗がん剤を使っていると、がん細胞は巧妙な仕組みを使って抗がん剤に効かない性質（抗がん剤耐性）を獲得し、次第に抗がん剤が効かない強いがん細胞へと変化してきます。つまり、抗がん剤には、がん細胞の増殖を抑える作用と、転移や再発を促進する二面性があるのです。

放射線治療は、外科手術と同様に局所のがん組織に対する治療ですが、手術のように臓器を切除せずに治療できるので、臓器機能を温存できて生活の質を維持できるメリットがあります。体にメスを入れる必要がないため、痛みもなく、通院による治療も可能です。高齢や心臓疾患などの併存疾患の存在により手術が難しい患者さんにも治療を提供することができます。

しかし、抗がん剤治療と同様に正常細胞へのダメージによる副作用も発生します。放射線治療中または終了直後には、疲労感やだるさや食欲不振などの全身症状が現れます。

このような症状は放射線を受けた場所や量によって異なります。広範囲に放射線が照射されると、骨髄で血液細胞をつくる能力が低下して、白血球、赤血球、血小板が減ってくることがあります。

照射された部位の皮膚に炎症が起こり、熱感や発赤やかゆみやむくみなど皮膚炎の症状が出ます。照射した部位によっては、間質性肺炎や消化管粘膜の潰瘍など様々な後遺症が発生します。稀ですが、照射した部位にがんや肉腫が発生することもあります。

程度の差はありますが、基本的には抗がん剤治療と放射線治療の副作用は、これらの治療を受けた患者さんのほぼ１００％に発生すると言っても過言ではありません。

◆がん細胞の代謝の特徴を　ターゲットにするがん治療とは

がん細胞は、遺伝子の異常によって増殖シグナルが停止せずに増殖を続けていますが、がん細胞が数を増やしていくには、莫大なエネルギー（ＡＴＰ）と、細胞を構成する成分（タンパク質や脂質や核酸）の合成が必要です。

がん細胞では正常細胞に比較して、数倍から数十倍のエネルギー産生と物質合成が行われています。したがって、がん細胞のエネルギー産生や物質合成を阻害すれば、がん細胞の増殖を抑え、死滅させることができます。

逆に言うと、抗がん剤治療などでがん細胞をいくら攻撃しても、がん細胞のエネルギー産生や物質合成の材料であるグルコース（ブドウ糖）やアミノ酸や脂肪が大量に供給されていれば治療効果は減弱します。

エネルギー産生と物質合成の材料が十分に供給されていると、がん細胞は抗がん剤で受けたダメージを修復でき、さらに増殖を開始できるからです。

がんとの戦いにおける戦略は戦争の戦略とも似ています。武器や食料などの物資の供給を絶てば、相手は反撃できずに降参してきます。

がん細胞における代謝の異常（特徴）をターゲットにした治療法の開発に注目が集まっています。がんの根本原因である遺伝子異常を全て正常に戻すことはほぼ不可能ですが、がん細胞に特徴的な代謝異常を是正することは可能だからです。

がん細胞ではグルコースの取り込みと酸素を使わない方法でのエネルギー産生が亢進しています。これを是正してやれば、がん細胞の増殖を抑え、死滅できることが明らかになっています。がん細胞を選択的に兵糧攻め、すなわちエネルギー枯渇に陥らせることができるのです。

近年、代謝をターゲットにしたがん治療が注目されており、クエン酸療法もその一つです。クエン酸療法は体内およびがん細胞内のクエン酸量を増やしてがん細胞の増殖や生存を阻止する治療法です。化学療法や放射線療法や免疫療法と併用して、これらの抗腫瘍作用を増強する効果が明らかになっています。

注：グルコースとブドウ糖は同じものです。一般の人にはブドウ糖の方が馴染みやすいかもしれませんが、生化学的な記述ではグルコースという名称の方が使いやすいので、以後の文章ではブドウ糖という用語は使わずにグルコースに統一しています。

2章

クエン酸は代謝を活性化し
体の治癒力を高める

私たちは日頃の食事からクエン酸を摂取しています。

クエン酸はレモン汁から発見され、柑橘類に多く含まれています。クエン酸は必須ミネラルの吸収を良くして体の働きを活性化し、解毒力や治癒力を高める効果があります。

柑橘類の摂取が多いとがんの発生率が低下することが報告されています。

◆クエン酸はレモンから見つかった

クエン酸は炭素原子6個、水素原子8個、酸素原子7個から成り、$C_6H_8O_7$という分子式を持つ分子量192の化合物です。1分子にカルボキシ基（COOH）を3個持つ弱酸性の有機化合物です。

酢の主成分の酢酸《さくさん》は1個のカルボキシ基を持ち、CH_3COOHという構造ですが、クエン酸は酢酸が3つ結合したような構造式になります。構造式は様々な書き方がありますが、その幾つかを図2に示しています。

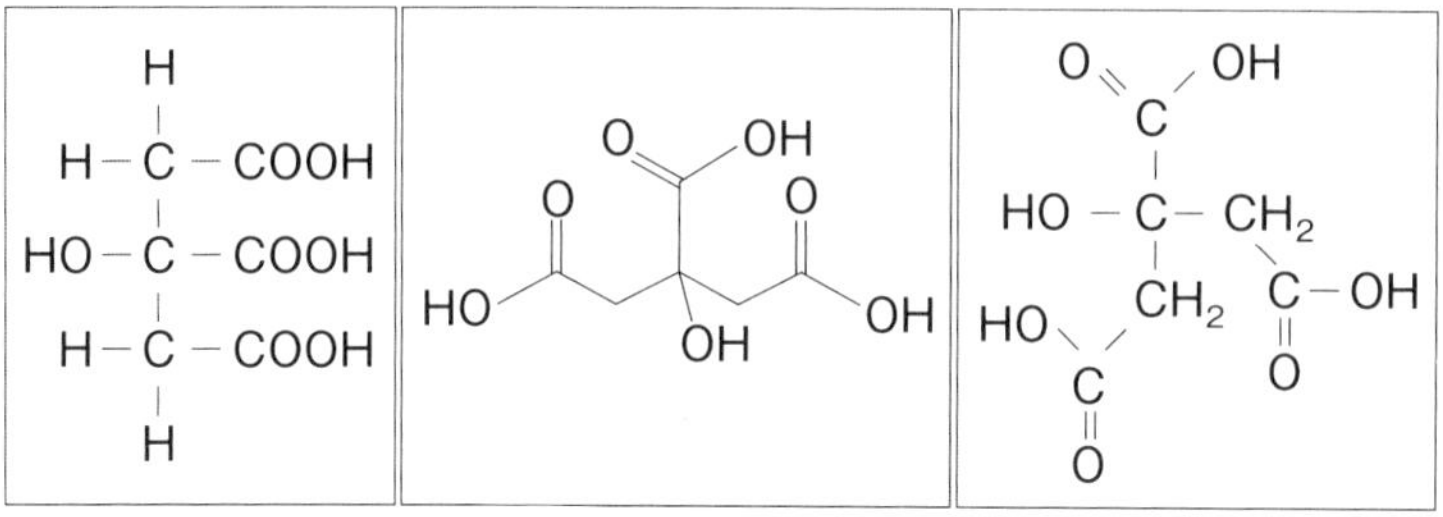

クエン酸（Citric acid）

図２：クエン酸はカルボキシ基（COOH）を３個持つ弱酸性の有機化合物で、構造式は様々な書き方があり、その代表的なものを示している。

クエン酸はレモンやライムなどの柑橘類に多く含まれています。

柑橘類はみかんの仲間です。ミカン科の常緑樹の果実で、世界中に数百種類もあります。温州みかん、オレンジ、レモン、グレープフルーツ、ライムなど様々な柑橘類が販売されています。

柑橘は英語で「Citrus」と言います。

クエン酸は１７８４年にレモン汁から発見されました。

クエン酸は英語で「Citric acid」と言います。

Citric acid は「柑橘類に含まれる酸」という意味です。

漢字では枸櫞《くえん》酸と書きます。枸櫞《クエン》とは漢名でマルブシュカン（丸仏手柑）のことで、広く柑橘類の果物を指す場合もあります。

マルブシュカンはレモンと類縁のシトロンの果実です。

つまり、「Citric acid」も「クエン酸」も、レモンをはじめ柑橘類に多く含まれていることに由来します。

柑橘類の酸味の原因はクエン酸の味に依るものです。

レモンが酸っぱいのはビタミンCによるものと思っている人が多くいます。広告で「レモン○○個分のビタミンC」などと宣伝されているので、レモンの酸味をビタミンCによるものと思っている人が多いのですが、ビタミンC自体には強い酸味はありません。レモンの酸味はクエン酸によるものです。

商業用のクエン酸は初めはレモン汁から抽出されていましたが、1919年にデンプンや糖をコウジカビの一種（Aspergillus niger）で発酵させて製造する方法が発見され、極めて安価に大量のクエン酸を製造できるようになっています。

クエン酸は爽やかな酸味を持つことから食品添加物として多用されています。クエン酸は酸味により、唾液や胃液の分泌を促して食欲を増進させる効果があります。

胃でタンパク質を分解するペプシンは、前駆体のペプシノーゲンとして分泌され、酸性条件でペプシンに変換されて活性化されます。そのため、クエン酸にはタンパク質の分解を促進する効果もあります。

さらに弱酸性の性質を利用して、トイレの黄ばみや、お風呂やポットの水垢の除去など、様々な汚れを落とす目的にもクエン酸は利用されています。

◆梅の実は昔から薬として利用されてきた

梅の木は中国が原産地で、今から1500年ほど前に中国から伝えられたと言われています。太古の社会では、梅の実は薬として利用されていました。漢方では、黒焼きにして腹痛や消化不良、下痢、回虫症などの治療に古くから用いられています。

黒焼きにすると外面が黒くなるため漢方では「烏梅《ウバイ》」という生薬名で使用されています。約1800年前に編纂され感染症の治療法を記載した『傷寒論《しょうかんろん》』という書物に「烏梅丸《ウバイガン》」という処方が記載されています。

烏梅丸は回虫症などで腹痛や手足が冷える状態を治療する漢方薬で、烏梅に乾姜《かんきょう》、細辛《さいしん》、附子《ぶし》、高麗人参《こうらいにんじん》など10種類の生薬を組み合わせた漢方薬です。日本には樹木よりも先に薬としての烏梅が渡来しています。

平安時代には梅干しが病気の治療に使われており、戦国時代になると梅干しは戦場での食中毒や伝染病の予防の目的でも利用されています。

江戸時代から近代まで、梅干しは日本の食卓で一般的な食品になっています。毎朝梅干しを1個食べると健康に良いなどと梅干しの効能が様々に言われていますが、クエン酸の効能を説いていると言えます。

梅がすっぱいのは有機酸が豊富だからです。

有機酸は果実や野菜にも含まれる酸味成分です。有機酸には、クエン酸、リンゴ酸、コハク酸、酢酸などいろいろありますが、梅に最も多く含まれる有機酸はクエン酸で、次いでリンゴ酸です。梅はレモンやミカンなどと比べてはるかに多くのクエン酸を含んでいます。

クエン酸などの有機酸は必須ミネラルの吸収を高める作用があります。多くのミネラルは単独では腸からの吸収が悪いのですが、有機酸と結合すると小腸からの吸収が良くなります。

梅の実自体にミネラルが豊富です。つまり、梅の実に含まれるミネラルと、その吸収を良くするクエン酸などの有機酸の相乗効果によって、体の抵抗力や治癒力を高める効果を発揮するのです。

梅の実は昔から「三毒を絶つ」と言われています。

三毒とは、「食べ物の毒」、「血の毒」、「水の毒」です。梅肉に含まれる有機酸などの成分による抗菌作用や、肝機能を高めることによって肝臓の解毒作用を助ける作用、血液や体液が酸性に傾くのを防ぐ作用などを意味していると思われます。

クエン酸などの有機酸が腸を刺激し、ぜん動運動を活発にし、排便をスムーズにすることも体の解毒機能を高めることになります。

このように、柑橘類や梅の実の健康作用にクエン酸は重要な役割を担っているのです。

◆私たちの体は元素からできている

クエン酸が体の治癒力や抵抗力を高める理由を理解するためには、ミネラルについて理解する必要があります。ミネラルは体の働きに重要な役割を担っており、クエン酸はミネラルの消化管からの吸収を良くするからです。

ミネラルとは元素のことです。元素というのは物質を構成する最小の単位で、この世の全ての物質は全て元素からできており、私達の体も元素の寄せ集めです。

地球上には１００種類以上の元素が知られていますが、このうち私達の体からは50種類以上の元素が見つかっています。

酸素（O）・炭素（C）・水素（H）・窒素（N）の4種類の非金属元素が約96・6％を占め、次のカルシウム（Ca）、リン（P）、硫黄（S）、カリウム（K）、ナトリウム（Na）、塩素（Cl）、マグネシウム（Mg）、ケイ素（Si）の8つの主要な微量ミネラルを合わせて約3・3％、残りのわずか0・1％以下の中に40種類以上の微量ミネラルが含まれています。

微量ミネラルの中には、鉄（Fe）、フッ素（F）、亜鉛（Zn）、ルビジウム（Rb）、ストロンチウム（Sr）、臭素（Br）、銅（Cu）、セレン（Se）などがあります。

酸素・炭素・水素・窒素はお互いに強く結合（共有結合）して、タンパク質や糖質や脂質や水などを作っていますが、その他のミネラルは様々な形で体内に存在します。カルシウムやリンのように骨や歯の構成成分となったり、ナトリウムやカリウムのようにミネラルイオンとして体液に溶解して働いたり、亜鉛やマンガンのようにタンパク質と結合して機能するものもあります。

タンパク質、脂肪、糖質、ビタミン、ミネラルを5大栄養素と言い、私たち生物が正常な活動を営むために必要とされる栄養素です。

このうち、タンパク質、脂肪、糖質、ビタミンの4つの栄養素と水は、ほとんど酸素、炭素、水素、窒素の4つの元素から成り立っていますが、これらだけでは生きていけません。その他のミネラルも人間の生命活動にとって無くてはならない働きを行っているのです。

◆体の自然治癒力を高める必須ミネラル

太古の昔、生き物は海から発生しました。その海には多くのミネラルが豊富に存在し、生物が進化する過程で、必然的にこれらのミネラルを複雑な生命機能の働きに利用するようになったのです。

体の骨格を作るためにカルシウムやリンを利用し、酸素や二酸化炭素を運ぶために鉄や銅が利用され、細胞の活動性を調節するためにナトリウムやカリウムが利用されています。地球上の生き物は、ミネラルを利用することによってより複雑な生物へと進化することが可能となり、そのため生きていくためにミネラルが必要不可欠になっているのです。

しかし、どのような生物もミネラルを自分で作り出すことはできません。大地に含まれるミネラルを植物やプランクトンが吸収し、それを魚や動物が食べて体内に蓄積し、人間はそれらの食物を食べることによって、体に必要なミネラルを補給しています。ミネラルを含んだ飲み水からもミネラルは供給されます。

体に必要なミネラルは50種類くらいですが、これらが不足すると体の機能に異常が生じます。つまり、体の機能に必要なミネラルですので「必須ミネラル」といいます。必須ミネラルは健康を維持するために様々な働きをしています。

ミネラルは多くの酵素《こうそ》の働きにも必要です。酵素というのは、食事から取り入れた食物を分解し、体を動かすエネルギーを産生し、吸収した栄養素を材料に新しい細胞を造るときに必要なタンパク質です。

また、活性酸素を除去したり、遺伝子の傷を修復したり、薬物を解毒したり、ホルモンや神経の働きを調節する働きも酵素によるものです。このような酵素の働きを助けるのがビタミンやミネラルで、酵素の化学反応を助け、スムーズに働けるようにする役割を持っています。

ビタミンの働きはよく知られていますが、ミネラルが多くの酵素の働きに必要であることはあまり認識されていません。しかし、ミネラルがないと働けない酵素は数多く知られています。

このように、免疫力や抗酸化力、傷の修復や組織の再生能、恒常性維持機能など体の治癒力を維持し働きを良くするために必須ミネラルは重要な働きを担っています。

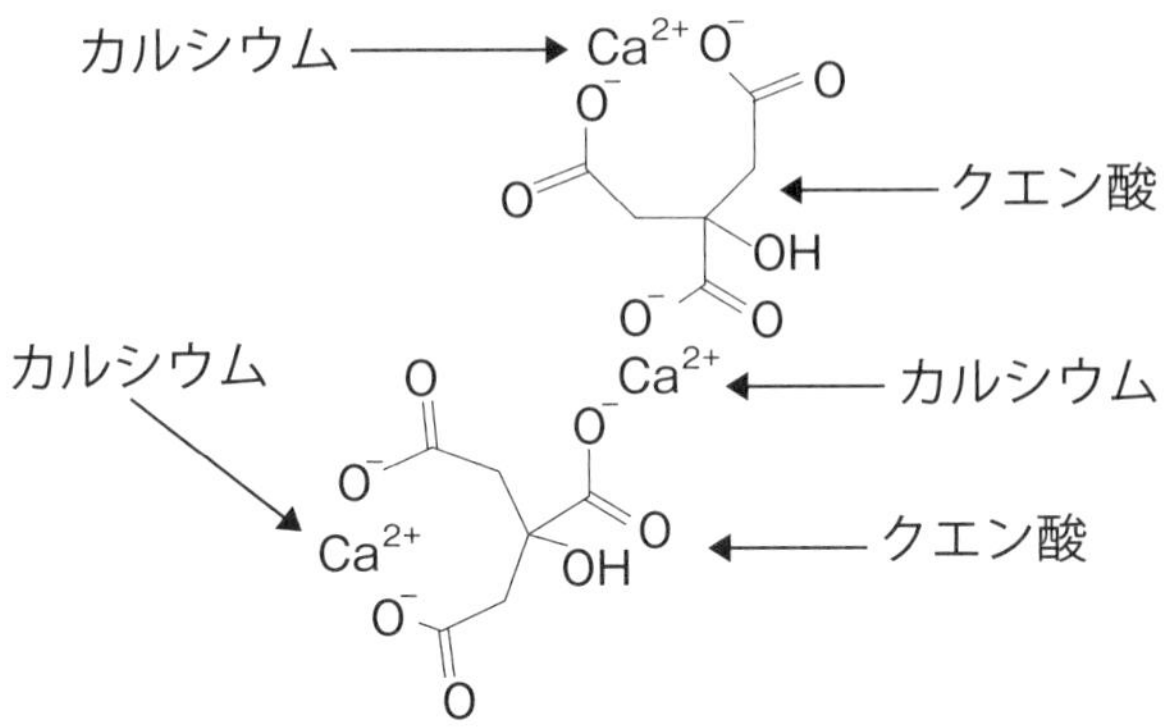

図３：クエン酸にはカニのはさみのように物質を挟み込む作用があり、これをキレート作用という。例えば、クエン酸のカルボン酸部分のマイナス電荷とカルシウムイオン（Ca^{2+}）のプラス電荷が相互作用してキレート錯体を形成する。この作用は食品中のカルシウムの小腸からの吸収を促進する。

◆クエン酸はミネラルの吸収を高める

クエン酸はキレート作用によってミネラルの消化管からの吸収を良くして、体の治癒力を高める効果を発揮します。

キレート（chelate）という言葉は、ギリシャ語の「カニのはさみ（chela）」から派生した言葉で、分子の立体構造によって生じた隙間に金属を挟む姿から命名されました。カニのはさみのように物質を挟み込むことを「キレート化する」と言います。

このようなキレート化作用のある物質は様々な健康食品や病気の治療にも用いられています。

例えば、吸収されにくい必須ミネラルを挟み込んで、小腸からの吸収を促進してくれるという目的でキレート剤が使われています。

動物では小腸の上皮細胞からミネラルなどの栄養を吸収していますが、水にイオン化したミネラルはそのままでは小腸からの吸収は極めて悪いことが知られており、アミノ酸などと結合しキレート化されることによって吸収が促進されるのです。

クエン酸はカルシウムとキレートして、カルシウムの小腸からの吸収を促進します（図3）。クエン酸はその他の多くの必須ミネラルの吸収を促進します。その結果、体の治癒力や抵抗力を高める効果を発揮します。

◆柑橘類の摂取はがんを予防する

柑橘類はがん予防に効果があります。1990年代に米国立がん研究所が中心となって「がん予防に重要な野菜や果物や香辛料」がまとめられました。

そのトップはニンニクで、キャベツ、大豆、生姜、タマネギ、お茶などが上位にランクされています。

果物のトップは柑橘類（オレンジ、レモン、グレープフルーツ）で、お茶や玄米やアブラナ科野菜（ブロッコリー、カリフラワー、芽キャベツ）と同じランクです。

食品とがん予防の関連を検討した疫学研究の多くが、柑橘類の摂取ががん予防に有効であると結論づけています。

例えば、胃がんの発生率と柑橘類の摂取との関係を検討した14の論文を統計的にまとめた研究によると、柑橘類を多く摂取すると胃がんの発生率が28％減少するという推定が報告されています（文献４）。

柑橘類の摂取量が多いほど食道の扁平上皮がんの発症率が低いことが複数の疫学研究で明らかになっています（文献５）。

膵臓がんの発生率と柑橘類の摂取の関連を調べた複数の研究論文をまとめて統計的に解析した研究では、柑橘類の摂取が多いほど膵臓がんの発生率が低下することが示されており、柑橘類を多く摂取すると膵臓がんの発生率が17％減少するというデータが報告されています（文献６）。

宮城県大崎市の住民基本台帳に登録されている40～79歳の住民（４万２４７０人）を対象に、

全てのがんの発生を追跡（1995年から2003年）している「大崎コホート」研究でも、柑橘類の消費とがん発生率の関連が調べられています。その結果、柑橘類の1日摂取量が多いほどがんの発生率が低下することが示されています。

柑橘類を多く摂取している人たちの全てのがんの発生リスクは、この研究に参加した住民全体の発生リスクを1とした相対比で、男性が0・86、女性が0・93、男女総合で0・89と低下していました。特に、膵臓がんと前立腺がんの発生率の低下が著明でした（文献7）。

柑橘類によるがん予防成分としては、今まではフラボノイドやテルペノイドやカロテノイドやビタミンCなどの成分が主に研究対象になっていたのですが、最近ではクエン酸のがん予防効果が注目されています。クエン酸が体の治癒力を高めるだけでなく、多彩な抗がん作用を持つことが明らかになったからです。

◆メキシコはがん死亡率が少ない

メキシコではがんの死亡率が極端に低いことが知られています。

経済協力開発機構（ＯＥＣＤ）が国別のがん死亡率を報告しています。ＯＥＣＤ（Organisation

for Economic Co-operation and Development）は国際経済全般について協議することを目的とした国際機関で、国別に比較した様々な統計を発表しています。ＯＥＣＤのホームページに38ヵ国の年齢調整がん死亡率が報告されています。（https://data.oecd.org/healthstat/deaths-from-cancer.htm）

がんは高齢になると発症数が増えるので、高齢者人口が多いほどがん死亡数が増えます。この人口構成の違いによる影響を無くすために、同じ年齢構成という条件でがん死亡率を計算したのが「年齢調整がん死亡率」です。ＯＥＣＤの統計では、ＯＥＣＤ加盟国の２０１０年の人口構成を基準にして年齢調整しています。

この統計によると、38ヵ国のうちで人口10万人あたりの1年間のがん死亡数が一番多いのがハンガリーの２７９人です。

イギリスは２１８人で12位、アメリカ合衆国は１８５人で25位、日本は１７４人で31位です。37位は１６１人のトルコで、最も少ない38位がメキシコの１１５人です。つまり、メキシコの年齢調整がん死亡率は他の国と比べて極端に低いことがわかります。

先進国を中心にしたＯＥＣＤの統計で、がん死亡率が一番高いハンガリーの半分以下、２番目に少ないトルコの70％くらいです。日本の３分の２くらいのがん死亡率です。

ＷＨＯ（世界保健機関）などその他の統計でも、メキシコの年齢調整がん死亡率の低さは顕著です。

メキシコでがん死亡率が少ない理由は様々考えられると思いますが、私は食事とがん予防の観点から、メキシコではライムとアボカドの摂取量が多いことが関係しているのではと考えています。

ライムとアボカドの生産量はメキシコが世界一で、メキシコ料理ではライムとアボカドをふんだんに使用しています。

ライムはレモンと並んでクエン酸の多い柑橘類で、メキシコでは飲料や食事にライムを丸ごと絞って使います。個人一人あたりの消費量は世界一です。

アボカドには脂質が果肉可食部100g中に15g以上含まれ、脂質に含まれる脂肪酸の約65%はオレイン酸です。

オレイン酸はオリーブオイルに多く含まれるn-9系の一価不飽和脂肪酸で、循環器疾患やがんの予防に効果がある脂肪酸です。善玉コレステロール（HDLコレステロール）を増やし、悪玉コレステロール（LDLコレステロール）を減らし、動脈硬化を予防する効果があります。

さらに、多種類のカロテノイド（βカロテン、αカロテン、ルテイン、ゼアキサンチンなど）、ビタミンB群、ビタミンC、ビタミンEなどのビタミンや、カリウムやマグネシウムやリンなど多くのミネラル、食物繊維、タンパク質などが多く含まれています。世界一栄養価が高い果物と言われています。原産地の中央アメリカでは「生命の源」と呼ばれるほど貴重な果実です。アーユルヴェーダなどの伝統医療にも使用され、月経過多、高血圧、胃の痛み、気管支炎、下痢、糖尿病などを良くする効能があると言われています。

アボカドにはクエン酸は含まれていません。したがって、アボカドとライムの組み合わせは、がん予防効果を相乗的に高めると言えます。

アボカドとライムの組み合わせはメキシコ料理の定番の一つで、実際にこの組み合わせは病み付きになるほど美味です。

◆クエン酸は代謝を活性化し、乳酸産生を減らし、体液をアルカリにする

酸性かアルカリ性かはpH値によって示されます。pH値は数字が小さいほど酸性が強く、大きいほどアルカリ性が強いことを表しています。中性はpH値7で、それより数値が小さければ酸

性、大きければアルカリ性ということです。

私たちの体の血液（細胞外液）のpHは7・4とややアルカリ性に維持されており、しかも、非常に狭い範囲で調節されています。

この体液のpHの調節は肺と腎臓で行われています。一般的に、動物性食品を多食すると酸性に傾き、植物性食品を多食するとアルカリ性に傾きます。

強い運動をして体内で乳酸が増えると、血液は酸性に傾きます。がん細胞はグルコースを多く取り込み、酸素を使わない解糖系での代謝が亢進して乳酸の産生が増えています。そのため、進行がんの患者さんでは血液が酸性化しています。

乳酸が蓄積し、血液が酸性化すると、疲労や倦怠感を自覚するようになります。体は腎臓から乳酸などの酸性物質の排泄を促進して血液のpHを正常に保とうとします。

つまり、尿のpHを測定すると体内の酸性化の度合いや乳酸の量を知ることができます。

クエン酸を摂取すると尿がアルカリになることを、東大教授の秋谷七郎博士が1956年に論文に発表しています（文献8）。

秋谷七郎博士は1942年から1962年まで東京帝国大学医学部の教授でした。衛生化学と裁判化学において多大な業績を残しています。

秋谷教授は、第２次世界大戦中に、潜水艦で使用する味噌のカビを防止するためクエン酸の添加を試みたところ、カビ防止の効果以外に乗組員の疲労度が目立って低くなり、健康状態が著しく向上して長時間の潜行に耐えられるようになったことを知りました。

そこで、自分でもクエン酸を飲用し、尿中の乳酸量が減少する事実を突き止めました。この人体実験ではクエン酸を１回に５ｇ摂取しています。尿のpHは２時間後に最も上昇し、同時に尿中の乳酸量が著しく減少するという結果を報告しています。

クエン酸を摂取するとクエン酸回路での代謝が促進され、疲労の原因である乳酸の生成を減少させ、疲労回復を促進し持久力を向上させる、と秋谷教授は論文で考察しています。つまり、クエン酸摂取が体内の物質代謝に変化を及ぼすことを指摘しています。

クエン酸は健康増進や病気の予防だけでなく、様々な病気に対して治療効果を発揮する万能薬という意見もあります。日頃からクエン酸を摂取することは、健康増進や様々な病気の治療に有効だと言えます。

3章

クエン酸は私たちの細胞内で作られている

私たちの体内の細胞でもクエン酸は大量に作られています。細胞のミトコンドリアにはクエン酸回路という細胞にとって最も重要な代謝系が存在します。クエン酸は細胞の物質代謝とエネルギー代謝において中心的役割を担っています。

◆クエン酸は細胞のミトコンドリアで作られている

私たちは日頃からクエン酸を柑橘類や梅干しなどの食品から摂取しています。クエン酸自体が食品添加物やサプリメントとしても販売されています。

すなわち、爽やかな酸味を持つクエン酸は食品添加物として使用され、様々な健康作用があるためサプリメントとしても利用されているのです。

そして、このクエン酸は私たちの体内の細胞の中で絶えず作られています。細胞内の物質代謝の中間代謝産物としてクエン酸は極めて重要な働きをしています。

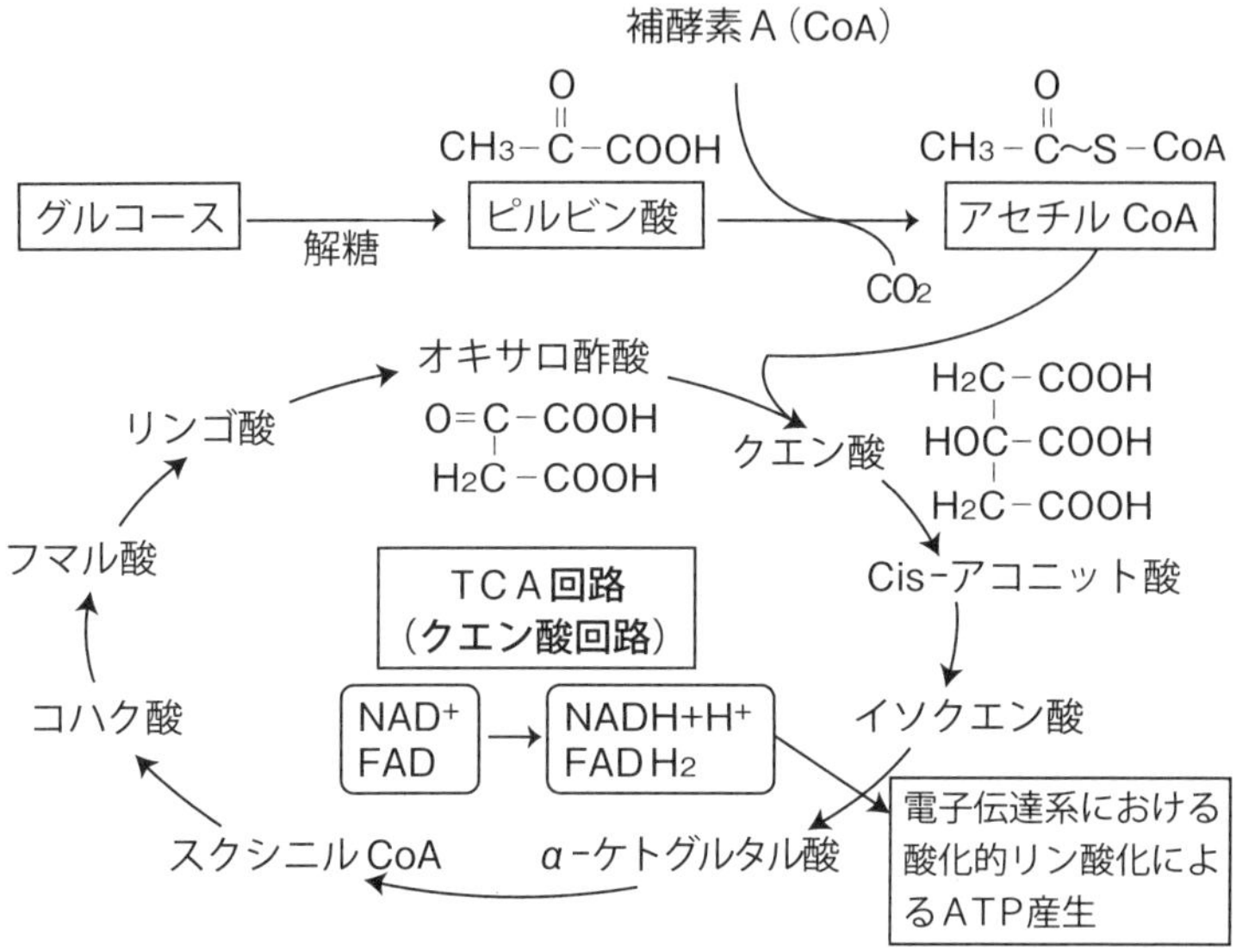

図４：グルコースが解糖系で分解されてできたピルビン酸はミトコンドリア内に取り込まれて補酵素A（CoA）と結合してアセチルCoAとなり、TCA回路（クエン酸回路）に入る。TCA回路では、２炭素のアセチル基（CH_3CO-）を完全に酸化して２分子の二酸化炭素にする過程で放出される自由エネルギーは電子伝達体のNAD（ニコチンアミドアデニンジヌクレオチド）とFAD（フラビンアデニンジヌクレオチド）に捕捉され、これらの高エネルギー電子はミトコンドリア内膜の電子伝達系（呼吸鎖）における酸化的リン酸化によってATPを産生する。

クエン酸は体内ではミトコンドリアのTCA回路（クエン酸回路ともいう）でできる物質です。TCA回路はトリカルボン酸回路（tricarboxylic acid cycle）の略語です。トリ（tri）は3という意味で、トリカルボン酸とは3つのカルボキシ基（COOH）を持つ化合物で、クエン酸もトリカルボン酸です。そのためTCA回路はクエン酸回路とも言います。TCA回路の1番目の生成物がクエン酸だからです（図4）。

この回路の発見者のハンス・クレブス（Hans Krebs）の名前をとってクレブス回路とも呼ばれます。クレブス博士はTCA回路の解明で1953年にノーベル生理学・医学賞を受賞しています。

◆アセチルCoAはエネルギー産生と物質合成とシグナル伝達に関わる

コエンザイムA（CoA）は補酵素Aとも呼ばれ、生物にとって極めて重要な補酵素で、様々な化合物を結合することによって糖質や脂質やアミノ酸などの代謝反応に関わります。

補酵素Aはパントテン酸とアデノシン二リン酸、および2-メルカプトエチルアミンから構

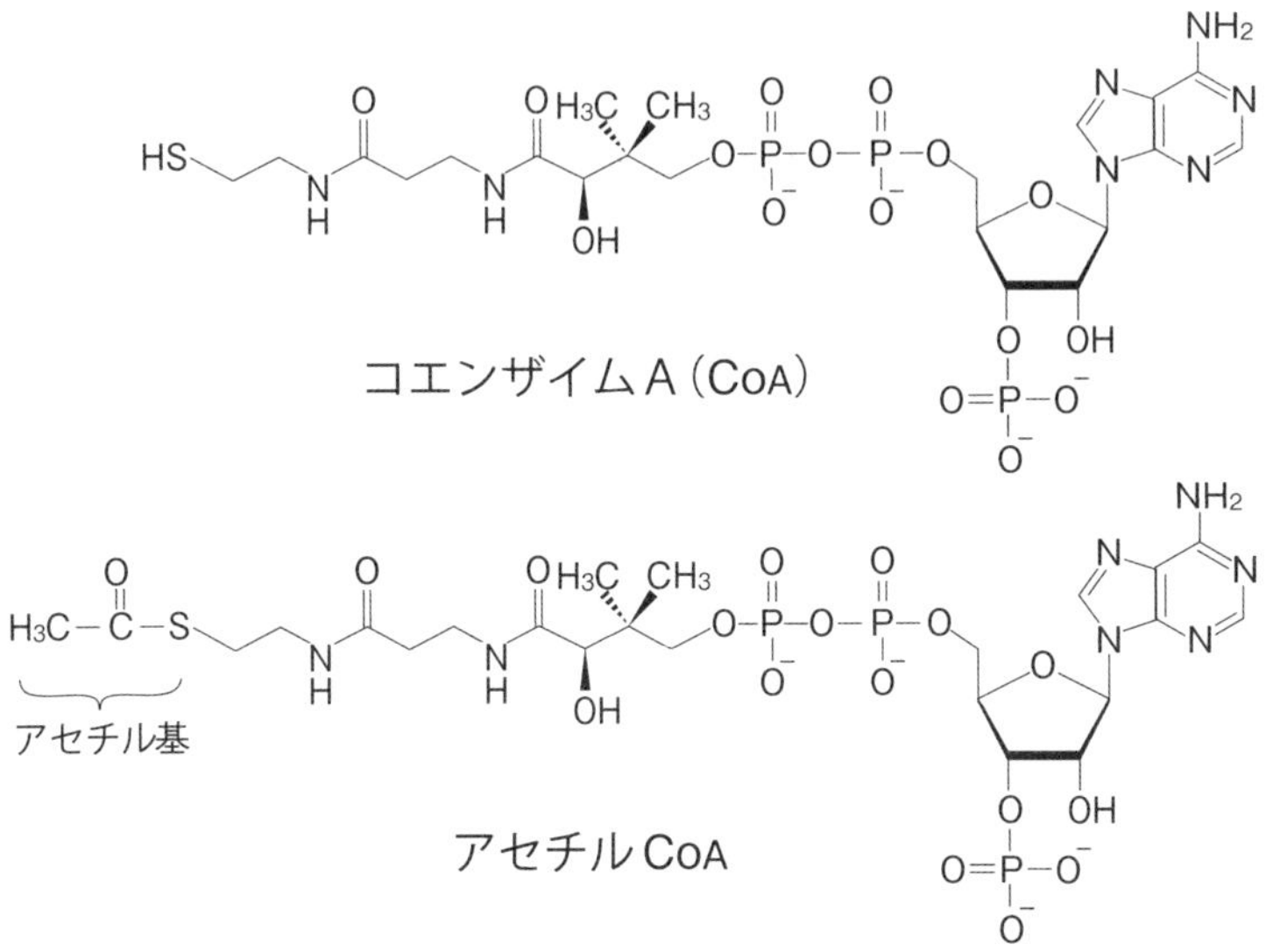

図5：コエンザイムA（Coenzyme A; CoA）は補酵素Aとも言う。CoAにアセチル基が結合したものがアセチルCoAになる。

成されており、末端にあるチオール基に様々な化合物のアシル基がチオエステル結合することによってクエン酸回路やβ酸化などの代謝反応に関わります。

アシル基はカルボン酸（R-COOH）からOHを抜いた形（R-CO-）の基です。例えば、酢酸（CH_3COOH）のカルボキシ基からOHを抜いたアセチル基（CH_3CO-）が結合したものがアセチルＣｏＡです（図5）。

コエンザイムAは１９４５年にフリッツ・アルベルト・リップマンによって発見されています。リップマンはTCA回路を発見したハンス・クレブスと一緒に1953年にノーベル生理学・医学賞を受賞しています。

グルコース代謝の場合は、グルコースが解糖系で作られたピルビン酸がミトコンドリア内に取り込まれてピルビン酸脱水素酵素複合体の作用で二酸化炭素（CO_2）が除去されてアセチル基になり、このアセチル基にコエンザイムA（CoA）が結合してアセチルCoAに変換され、アセチルCoAはオキサロ酢酸と結合してクエン酸に変換され、TCA回路と電子伝達系によってさらにATPの産生が行われます。

脂肪酸はミトコンドリアにおけるβ酸化によってアセチルCoAを産生し、同様にTCA回路と電子伝達系によってさらにATPの産生が行われます。

β酸化とは脂肪酸を酸化して脂肪酸アシルCoA（脂肪酸と補酵素Aのチオエステル）を生成し、そこからアセチルCoAを取り出す代謝経路のことです。脂肪酸アシルCoAのβ位において段階的な酸化が行われることからβ酸化と名付けられました。動物細胞では脂肪酸からエネルギーを取り出すための重要な代謝経路です。

このように、グルコースの解糖と脂肪酸のβ酸化で産生されたアセチルCoAがオキサロ酢酸と結合してクエン酸に変換されるのがクエン酸回路の最初のステップになります（図6）。

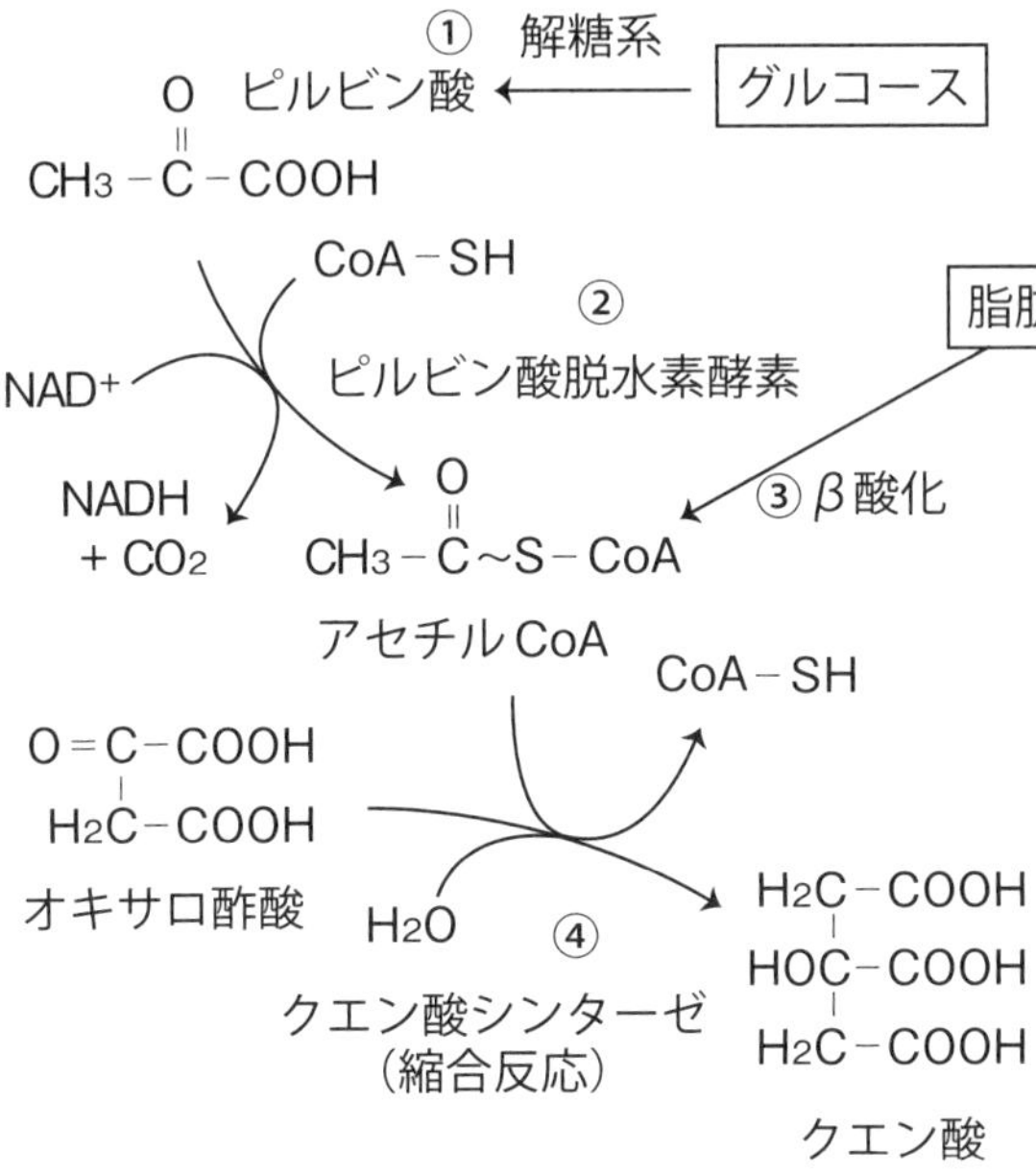

図6：グルコースは解糖系でピルビン酸に変換され（①）、ピルビン酸はミトコンドリアに入ってピルビン酸脱水素酵素によって二酸化炭素（CO_2）が除去されてアセチル基になり、このアセチル基にコエンザイムA（CoA）が結合してアセチルCoAに変換される（②）。脂肪酸はβ酸化によってアセチルCoAを産生する（③）。アセチルCoAとオキサロ酢酸からクエン酸が生成される反応がTCA回路（クエン酸回路）の最初のステップになる（④）。

脂肪酸合成が必要なときは、ＴＣＡ回路で産生されたクエン酸の一部が細胞質に移行して、ＡＴＰクエン酸リアーゼによってアセチルＣｏＡに変換され、脂肪酸合成に使われます。アセチルＣｏＡは細胞膜を通過できないので、ミトコンドリアでできたクエン酸が細胞質に移行してアセチルＣｏＡの合成に使われるのです。

細胞内ではエネルギー産生と物質合成とシグナル伝達系は密接にリンクしています。その中心となっているのがアセチルＣｏＡです。

すなわち、糖や脂肪やタンパク質が分解（異化）されてアセチルＣｏＡになり、アセチルＣｏＡはミトコンドリアでＴＣＡ回路と電子伝達系でエネルギー（ＡＴＰ）を産生します。

このＡＴＰのエネルギーを使って、アセチルＣｏＡは3-ヒドロキシ-3-メチルグルタリルＣｏＡ（HMG-CoA）からメバロン酸を経由してコレステロールを合成します。

また、アセチルＣｏＡはアセチルＣｏＡカルボキシラーゼによってマロニルＣｏＡとなり、脂肪酸合成酵素によって脂肪酸が合成されます。

さらに、アセチルＣｏＡはタンパク質アセチル化のアセチル基のドナー（供与体）となり、タンパク質機能の制御に関わっています。

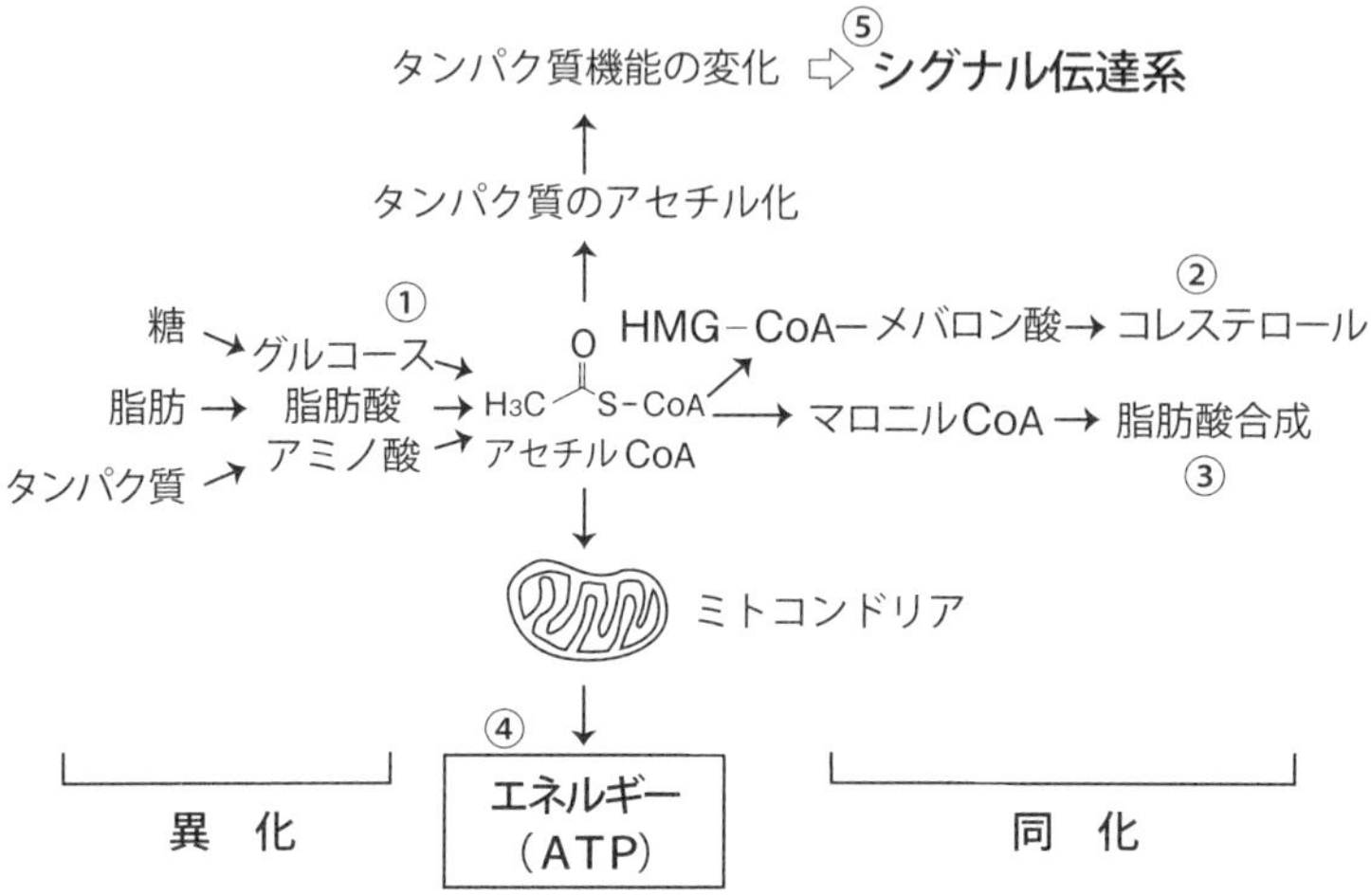

図7：食事から摂取した糖と脂肪とタンパク質は、それぞれグルコース、脂肪酸、アミノ酸に分解されて体内に吸収され、細胞内で分解（異化）されてアセチルCoAになる（①）。アセチルCoAから、3-ヒドロキシ-3-メチルグルタリルCoA（HMG-CoA）とメバロン酸を経由してコレステロールが合成される（②）。アセチルCoAはマロニルCoAを経由して脂肪酸が合成される（③）。アセチルCoAはミトコンドリアでTCA回路と電子伝達系でエネルギー（ATP）を産生する（④）。さらに、アセチルCoAはタンパク質のアセチル化のアセチル基のドナー（供与体）となり、タンパク質機能の変化によってシグナル伝達系の制御にも関わっている（⑤）。このように、アセチルCoAはエネルギー産生（異化）と物質合成（同化）とシグナル伝達系のリンクの中心となっている。

このように、アセチルＣｏＡはエネルギー産生（異化）と物質合成（同化）とシグナル伝達のハブ（中継地）となっているのです（図７）。

◆クエン酸回路はエネルギー産生と物質合成の中心となる

ＴＣＡ回路（クエン酸回路）は２つの炭素を持つアセチルＣｏＡが、４つの炭素を持つオキサロ酢酸と結合して６個の炭素を持つクエン酸になる所から始まり、最終的には３分子のNADHと１分子のFADH$_2$が出来て終了します。NADHとFADH$_2$は呼吸鎖複合体による酸化的リン酸化によってＡＴＰ産生に使われます。

アセチルＣｏＡは、グルコースの解糖でできたピルビン酸からピルビン酸脱水素酵素で作られるか、脂肪酸のβ酸化によって作られます。種々のアミノ酸もＴＣＡ回路に入りこみます。つまり、ＴＣＡ回路には、グルコースの分解でできたピルビン酸や、脂肪酸やアミノ酸など多様な物質が流れ込むので、生物（細胞）の代謝の中心に位置することになります。

さらに、ＴＣＡ回路の中間代謝産物から、脂肪酸やヌクレオチドなど高分子の細胞成分が合成されます。脂肪酸は細胞膜の材料になり、ヌクレオチドは核酸（DNAやRNA）の材料になります。

このように、TCA回路はエネルギー産生と物質合成の両方において中心的役割を担っています。TCA回路で産生されるクエン酸は、細胞内の物質合成やエネルギー代謝を調節する作用があります。

これが、外来性にクエン酸を多く摂取したり、がん細胞内のクエン酸量を増やす薬を使うと、がん細胞の増殖を制御できる理由となります。

細胞内の物質合成とエネルギー産生をクエン酸が制御するメカニズムの理解を助けるために、まず解糖という酸素を使わないエネルギー産生の仕組みを解説します。

4章

細胞はグルコースを燃焼してエネルギーを得ている

私たちは食事から摂取したグルコースや脂肪酸を燃焼してエネルギーを産生しています。このエネルギー産生には、酸素を使う方法と使わない方法があります。酸素が無いと私たちは生きていけないのですが、細胞レベルでは酸素を使わなくてもエネルギーを産生して生きていける手段があります。それが解糖という仕組みです。

◆食物を分解してエネルギー（ＡＴＰ）を作っている

生物は、細胞が活動するエネルギーとしてＡＴＰという物質を使います。ＡＴＰはAdenosine Triphosphate（アデノシン3リン酸）の略です。

ＡＴＰはアデニンという物質にリボースという糖がついたアデノシンに、化学エネルギー物質のリン酸が3個結合したものです。

ＡＴＰは分子内に2個の高エネルギーリン酸結合を持ち、ＡＴＰがエネルギーとして使用されるとＡＤＰ（アデノシン2リン酸）とＡＭＰ（アデノシン1リン酸）が増えます。リン酸1分

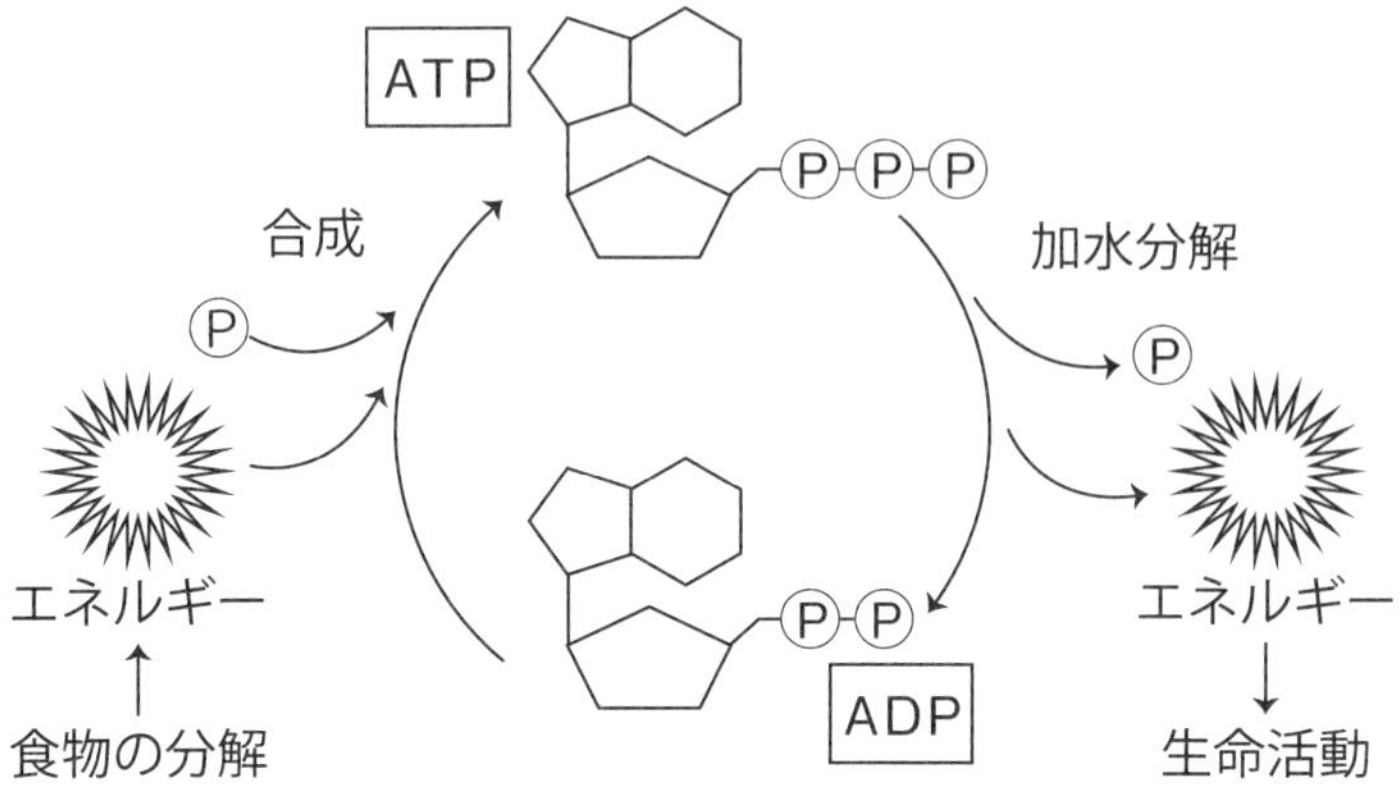

図8：食物の分解によって生成されるエネルギーを使ってADPにリン酸を結合させてATPが合成される。ATPが加水分解されてリン酸を放出する過程でエネルギーが産生され、生命活動に使用される。細胞はADPを再利用してATPを再合成している。

子を放出する過程でエネルギーが産生されます。

このようにリン酸分子が離れたり、結合したりすることで、エネルギーの放出や貯蔵を行うことができます。

ATPは生物が必要とする活動エネルギーを保存した「エネルギー通貨」のような分子で、エネルギーを要する生物体の反応過程には必ず使用されています。

細胞はグルコースや脂肪酸に保存されているエネルギーをATP分子に捕獲し、筋肉の収縮や能動輸送や物質合成などの細胞の仕事に使っているのです（図8）。

細胞を働かせる元になるエネルギーは、

栄養として食事から取り入れたグルコースを分解してＡＴＰを作り出すことによって得ています。

グルコースが不足している時は脂質やタンパク質もエネルギーを供給する燃料となり得ます。これらの栄養素は呼吸によって取り入れた酸素によって燃焼してエネルギーを作り出し、体の運動や細胞の活動や体温維持などの生命の維持に消費されます。摂取エネルギーが消費エネルギーより多いと余分なエネルギーは主に脂肪となって貯蔵されます。これが体脂肪です。

しかし、酸素が無い場合でもＡＴＰは産生できます。つまり、細胞は酸素が無い場合でも、グルコースからエネルギーを作ることができるのです。

◆エネルギー産生には無酸素系と有酸素系がある

骨格筋が収縮するときのエネルギー源はＡＴＰ（アデノシン三リン酸）で、ＡＴＰがＡＤＰ（アデノシン二リン酸）とリン酸に分解されるときに発生するエネルギーが筋肉の収縮に使用されます。ＡＴＰの貯蔵量は少なく、数秒程度で使いきってしまうので、エネルギーを使ってＡＤＰをＡＴＰに再合成します。ＡＴＰ再合成の仕組みにはクレアチンリン酸系、解糖系、有酸素系の３種類があります。

クレアチンリン酸はクレアチンにリン酸が結合した物質で、骨格筋のエネルギー貯蔵物質として働きます。クレアチンキナーゼによってリン酸基が外され、ＡＤＰを無酸素的にＡＴＰに再合成します。最高の運動強度で約10秒間持続可能で、１００メートル競争では主にこの系でエネルギーが産生されます。

解糖系は細胞質でグルコースからピルビン酸を経て乳酸に分解される過程でグルコース１分子あたり2分子のＡＴＰを産生します。解糖系は酸素を使わず、最高の運動強度で持続時間は1～2分間程度です。１～2分程度の中距離走は主に解糖系でエネルギーを産生します。

有酸素系は酸素を使ってミトコンドリアで長時間にわたってＡＴＰを産生します。グルコースや脂肪酸などを分解してアセチルＣｏＡが生成され、ＴＣＡ回路（クエン酸回路）と電子伝達系による酸化的リン酸化によってＡＴＰが産生されます。1分子のグルコースあたり32～38分子のＡＴＰが産生されます。

主として有酸素系から多くのエネルギーを取り出す運動が有酸素運動であり、有酸素系以外（クレアチンリン酸系と解糖系）からエネルギーを取り出す運動が無酸素運動になります。

◆グルコースがピルビン酸になる反応を解糖という

細胞は解糖系を使えば、酸素が無くてもエネルギーを産生できます。実は、がん細胞はこの解糖系を亢進して、酸素を使わないで増殖することができるのです。

このがん細胞のエネルギー産生の特徴は、正常細胞とかなり異なるので、この違いを利用すると、正常細胞に悪い影響を与えずに、がん細胞だけをエネルギー不足に陥らせることができます。

つまり、解糖を阻害する方法はがんの治療に役立つのです。

ヒトの血液100ml中にはおよそ80〜100mgのグルコースが存在します。これを血糖といいます。

グルコースは血液中から個々の細胞に取り込まれ、①解糖《かいとう》、②TCA回路（クエン酸回路やクレブス回路と呼ばれる）、③電子伝達系における酸化的リン酸化を経て、二酸化炭素と水に分解され、エネルギー（ATP）が取り出されます。

解糖では酸素を使わないでグルコースに保存されているエネルギーのうち少量が使用可能な

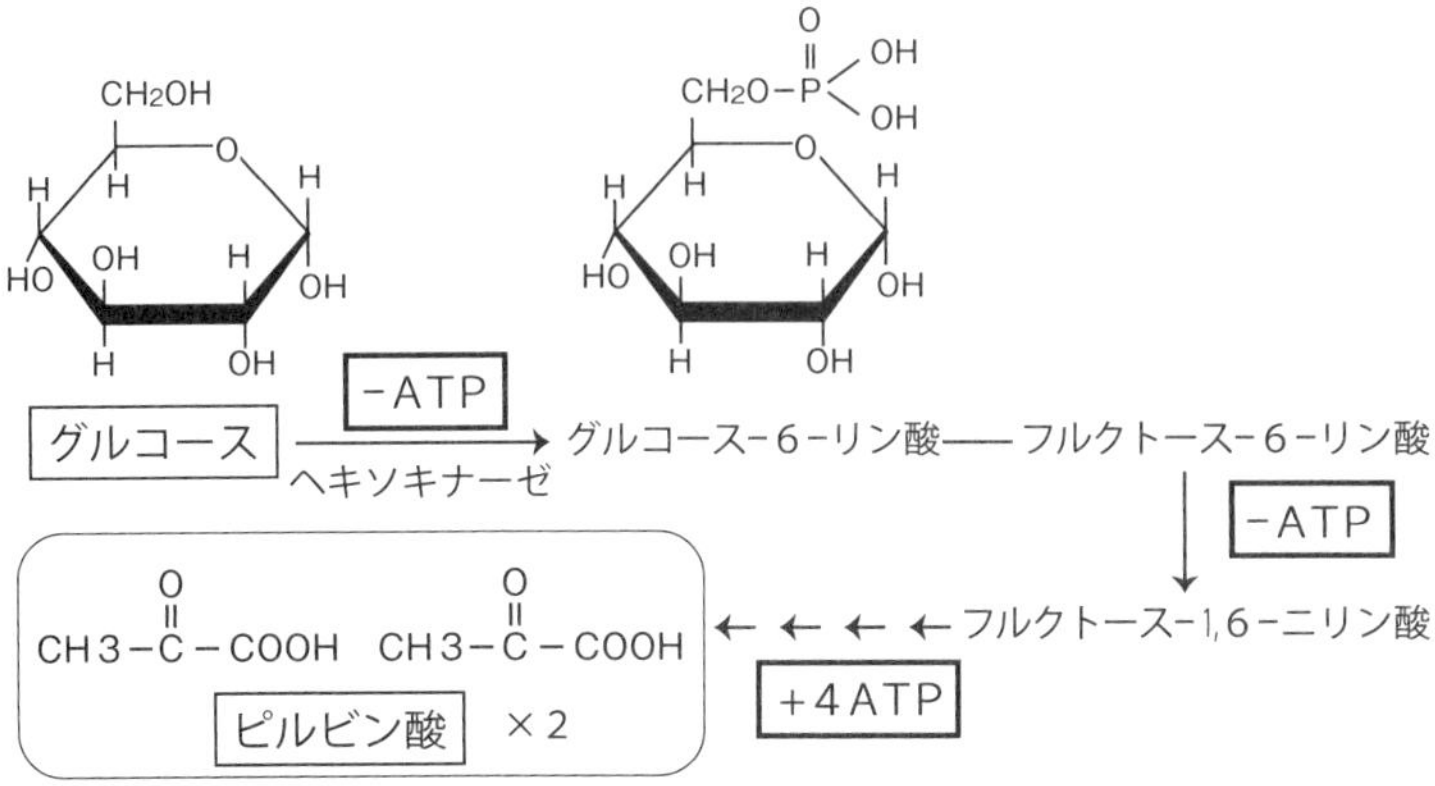

図9：解糖は1分子のグルコースが2分子のピルビン酸になるまでの過程。グルコースが細胞内に取り込まれるとヘキソキナーゼでグルコース-6-リン酸になる。リン酸化されると細胞外に出られなくなって、解糖系での代謝が進む。1分子のグルコースあたり4分子のATPが産生され、2分子のATPが消費されるので、差し引き2分子のATPが生成される。

ＡＴＰとして取り出され、ＴＣＡ回路と酸化的リン酸化はミトコンドリアで酸素を使って行われます。

解糖はグルコースがピルビン酸になる過程で、この酵素反応は細胞質で行われます。

炭素数6個のグルコース（$C_6H_{12}O_6$）1分子が、数段階の酵素反応を経て炭素数3個のピルビン酸（$C_3H_4O_3$）2分子に分解される過程で2分子のＡＴＰが生成されます（図9）。

グルコースは細胞膜のグルコース・トランスポーターによって細胞内に取り込まれ、ヘキソキナーゼでリン酸化されてグルコース-6-リン酸に変換されます。リン酸化されるとグルコース・トランスポーターを通過できなくなり、解糖系での分解（代謝）が進行します。

解糖系は、地球の大気に酸素が存在するようになる前から生物に存在した高度に保存された経路です。解糖の英語の Glycolysis の lysis は「分ける」という意味です。

つまり解糖（Glycolysis）というのは、1分子のグルコースを2分子のピルビン酸に分けることに由来する命名です。

解糖系は細胞質内で起こる10の酵素反応からなり、1分子のグルコースから2分子のＡＴＰを酸素を使わずに作り出します。

グルコース以外にも、フルクトース（果糖）やガラクトースなどの単糖類も解糖系で分解されます。

2糖類のスクロース（ショ糖）はグルコースとフルクトースから成り、ラクトース（乳糖）はグルコースとガラクトースから成ります。これらの2糖類は消化管でそれぞれの単糖に分解されて吸収され、解糖系で代謝されることになります。

◆ピルビン酸はミトコンドリアで酸素を使って分解される

ピルビン酸は酸素の供給がある状態ではミトコンドリア内に取り込まれてピルビン酸脱水素酵素複合体の作用で二酸化炭素（CO_2）が除去されてアセチル基になり、このアセチル基にコエンザイムＡ（ＣｏＡ）が結合してアセチルＣｏＡに変換されます。

コエンザイムＡ（ＣｏＡ）は補酵素Ａとも呼ばれ、生物にとって極めて重要な補酵素で、様々な化合物を結合することによって糖質や脂質やアミノ酸などの代謝反応に関わります。ＴＣＡ回路はミトコンドリアで行われます。

ＴＣＡ回路は第３章の図４（55ページ参照）に記載しています。グルコースからの分解産物であるアセチルＣｏＡが段階的に代謝される過程でエネルギーの元になる電子が発生し、ＮＡＤＨと$FADH_2$として捕捉されます。

このＴＣＡ回路ではＡＴＰは１分子も生成されませんが、ＴＣＡ回路で生成されたＮＡＤＨ（還元型ニコチンアミドアデニンジヌクレオチド）と$FADH_2$（還元型フラビンアデニンジヌクレオチド）は、ミトコンドリア内膜に埋め込まれた酵素複合体に電子を渡し、この電子は最終的に酸素に渡され、まわりにある水素イオンと結合して水を生成します。

このようにＴＣＡ回路で産生されたNADHや$FADH_2$の持っている高エネルギー電子をＡＴＰに変換する一連の過程を酸化的リン酸化と呼び、ミトコンドリア内膜のタンパク質や補酵素間で電子のやり取りを行うシステムを電子伝達系と呼びます。

電子伝達系は呼吸鎖とも呼ばれ、酸素の存在下に電子伝達体（NADHと$FADH_2$）の再酸化によって大量のＡＴＰが合成されます。

こうしてつくられたＡＴＰはミトコンドリアから細胞質へ出て行き、そこで細胞の活動に使われます。

酸素を使ってＡＴＰを産生する過程で活性酸素が発生します。この活性酸素の害を減らすためにがん細胞ではミトコンドリアでの酸化的リン酸化を抑制しているという考えもあります。がん細胞のミトコンドリアにおける酸化的リン酸化を活性化して、活性酸素の発生を増やし、同時に細胞内の抗酸化システムを阻害して酸化ストレスを高めることによってがん細胞を死滅させる方法も注目されています。

◆酸素が無いとピルビン酸は乳酸に変換される

前述のように、グルコースは細胞内に入ると、細胞質における解糖によってピルビン酸になり、さらにミトコンドリアでアセチルＣｏＡに変換され、ＴＣＡ回路でさらに代謝されて、最終的に電子伝達系（呼吸鎖）でＡＴＰ（アデノシン３リン酸）というエネルギーに変換されます。

この時、酸素が十分にある場合とそうでない場合で分解のプロセスが変わります。

酸素が十分ある場合は、ピルビン酸はミトコンドリアに取り込まれて、酸素を使って二酸化炭素と水に分解され大量のＡＴＰを産生します。

一方、酸素が十分でない場合は、ピルビン酸は細胞質で乳酸脱水素酵素の働きで乳酸に変換されます。

例えば、全力で短距離を走るような状況では、酸素の供給が追いつかないので、解糖系だけでエネルギーを産生させ、その結果、筋肉に乳酸がたまってきます。

このように酸素が無い状況でグルコースが乳酸に変換されることを嫌気性解糖と言います。乳酸菌がグルコースを乳酸に変える乳酸発酵と同じ反応です。この嫌気性解糖や乳酸発酵は酸素の供給が少ない場合に細胞がエネルギーを産生させるための手段です。

なぜ、ピルビン酸で止まらないで乳酸に変換されるかというと、その理由は、解糖系で還元されたNADH（還元型ニコチンアミドアデニンジヌクレオチド）を酸化型のNAD$^+$に戻すためです。NAD$^+$が枯渇すると解糖系が進行しなくなります。

NAD（ニコチンアミドアデニンジヌクレオチド）は酸化還元反応における電子伝達体として機能します。NADは酸化型（NAD$^+$）と還元型（NADH+H$^+$）の2種類の形で存在し、NAD$^+$は解糖系の反応に必要で、解糖系で還元型になったNADH+H$^+$を酸化型（NAD$^+$）に戻すために乳酸が作られるのです（図10）。

この反応によって、酸素が無い状況でもグルコースを分解してATPの産生を続けることができるようになるのです。

解糖系でのグルコースからピルビン酸への代謝で、1分子のグルコースから2分子のATPを産生できます。乳酸発酵によって酸化型NAD（NAD$^+$）を再生することによって、がん細胞は無酸素条件下で生きてはいけるのです。

人間を含めて全ての哺乳動物は無酸素の環境では長くは生存できません。しかし、少し下等な生物では無酸素でも長く生きられるものが存在します。

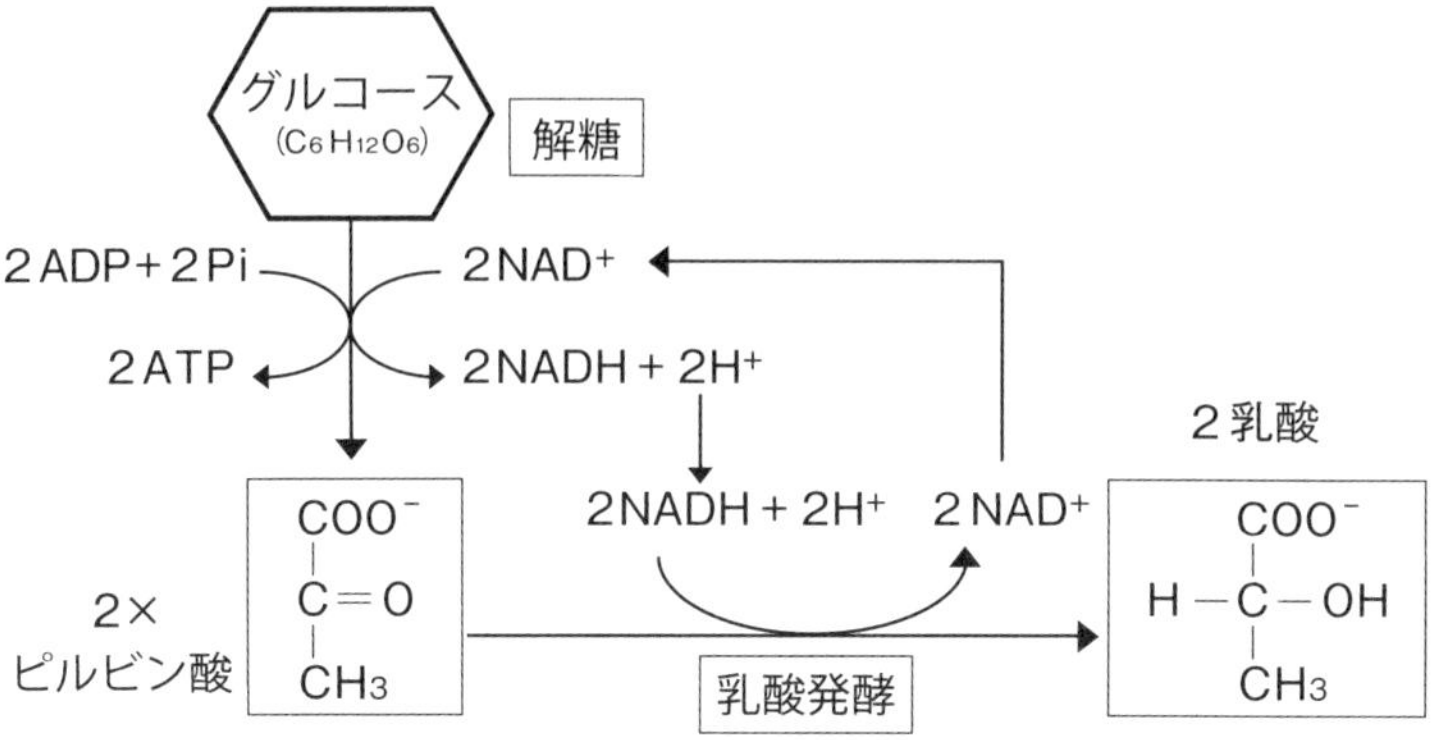

図10：解糖系では1分子のグルコースから2分子のピルビン酸、2分子のATP、2分子のNADH＋H$^+$が作られる。乳酸発酵ではNADH＋H$^+$を還元剤として用いてピルビン酸を還元して乳酸にする。この乳酸発酵によってNAD$^+$を再生することによって酸素を使わないATP産生（解糖）が続けられる。解糖系が亢進しているがん細胞では、乳酸が多く産生されている。

淡水にすむカメは無酸素で長く生きることができます。淡水産カメ、特にニシキガメは、空気を呼吸する脊椎動物の中で、最も長く無酸素に耐えることができます。このカメは3℃の無酸素状態の水中で5ヶ月間生存できることが実験で示されています。

ニシキガメ（Chrysemys picta）は米国でよく見られる淡水産のカメで、頭頂部に鮮やかな黄色の斑紋や背甲の縁に赤い模様があります。

カメの骨格の特徴は甲羅《こうら》です。甲羅の内部は脊椎骨、肩胛骨、肋骨、胸骨などが互いに密着して箱のような構造をしています。嫌気性解糖で産生された乳酸を甲羅の内部で貯蔵して、炭酸塩で緩衝させるメカニズムが進化して、乳酸蓄積の有害性を軽減できるので、カメは無酸素の状態で長く生きられると考えられています（文献9）。

カメの寿命が100年以上と長いのは酸素を使わないからだという意見もあります。一般に動物は、単位体重あたりの酸素消費と寿命は反比例すると言われています。つまり、酸素消費が少ないほど長生きできます。

がん細胞も、乳酸産生を増やすことによって、酸素を使わない方法でATP産生を行うので、長く生存できるのかもしれません。

◆酸素を使うと活性酸素が発生する

まだ酸素が無い太古の地球に生きていた生物は酸素を使わない解糖系でエネルギーを得ていました。

海中に発生した緑藻が光合成によって吐き出す酸素が大気中に増えていくと、嫌気的な環境で生きていた生物は酸化力の強い酸素に触れることでダメージを受けるようになります。

そのため、地球上に酸素が増えるにつれて嫌気性解糖系を使って生きていた原始真核生物の多くが絶滅しました。嫌気的な生き物にとって酸素は毒になるのです。

このような状況で誕生したのが、酸素を使ってエネルギー（ＡＴＰ）を生成する好気性細菌です。

真核細胞のミトコンドリアは好気性細菌のαプロテオバクテリアが原始真核細胞に寄生したものという「細胞内共生説」が定説になっています。

原始真核生物にとって、酸素を使ってＡＴＰを作り出す好気性細菌との共生は好都合でした。好気性細菌は生体にダメージを与える酸素をグルコースに結合させ、二酸化炭素と水に分解し、さらにその過程でＡＴＰを大量に生成することができるからです。この細胞内共生によって酸素が豊富な環境で生物は急速に進化することになります。

ミトコンドリアの電子伝達系でエネルギー（ＡＴＰ）が産生される過程で多量の活性酸素が発生します。すなわち、呼吸で体内に取り込まれた酸素の約2～3％は電子伝達系でのエネルギー代謝時に還元されスーパーオキシドアニオン（O_2^-）、過酸化水素（H_2O_2）、ヒドロキシルラジカル（$\cdot OH$）および一重項酸素（$^1O_2$）などの活性酸素に変わると言われています。

ミトコンドリアは細胞内における活性酸素の主要な発生源になっています。

ミトコンドリアから発生する活性酸素は、ビタミンＥやビタミンＣなどの抗酸化物質や、スーパーオキシドディスムターゼ（ＳＯＤ）やカタラーゼといった抗酸化酵素によって消去され、活性酸素による障害が起きないようにする防御機構が細胞には備わっています。

しかし、がん細胞ではこれらの抗酸化力（抗酸化物質や抗酸化酵素の量）は低下しています。もともと酸素を使わない代謝系でエネルギーを産生し、ミトコンドリアの酸化的リン酸化の活性が低下していたからです。

がん細胞は活性酸素のダメージによってアポトーシス（細胞死）を起こさないために、ミトコンドリアの活性、すなわち酸化的リン酸化を抑制する必要があると考えられています。

酸素を使わない生き方を選ぶ方が、がん細胞にとっては生存に有利になるというわけです。ワールブルグ博士の言葉では「がんとは嫌気的な生き物」ということです。

太古の地球で嫌気的な環境で生存してきた生き物が地球上に酸素が増えて絶滅していったのと同じ理由で、がん細胞も酸素を使った代謝が増えると死滅するという弱点を持っています。嫌気的ながん細胞にとって酸素は毒になるからです。

したがって、がん細胞はますます酸素を使わない代謝に頼るようになり、グルコースの取り込みがさらに増え、解糖系への依存度がどんどん高くなっていきます。

5章

がん細胞は酸素を使わないでエネルギーを産生している

がん細胞ではグルコースの取り込みと解糖系が亢進し、乳酸産生が亢進しているという代謝の特徴があります。

がん細胞ではミトコンドリアでの酸素を使ったエネルギー産生が抑制されています。解糖系を阻害する治療法は、がん細胞を選択的にエネルギー枯渇に陥らせることができます。

◆エネルギーが枯渇すればがん細胞は死ぬ

がん細胞も正常細胞も生きていくためにはエネルギー、すなわちＡＴＰが必要です。物質を合成させたり細胞を働かせるエネルギーの全てはＡＴＰによって供給されます。したがって、ＡＴＰが枯渇すれば細胞は死んでしまいます。これは、がん細胞も正常細胞も同じです。

つまり、「がん細胞のＡＴＰ産生を阻害すればがん細胞は死滅する」というのは当たり前の話になります。

しかし問題は、正常細胞のエネルギーは減少させずに、がん細胞だけのエネルギーを枯渇できるかどうかです。正常細胞もエネルギーが枯渇すると死滅してしまうからです。

ＡＴＰは食事から供給される糖質や脂質やタンパク質を分解して細胞内で産生されます。したがって、食事を摂らなければ栄養の供給が低下し、がん細胞のエネルギー産生が減少して増殖速度が遅くなり、死滅する可能性もあります。

がんの代替《だいたい》療法《りょうほう》として断食《だんじき》や絶食療法も行われています。

しかし、断食や絶食では正常細胞のエネルギーも減少するので、体力や治癒力が低下し長くは続けられません。

ミトコンドリアの呼吸酵素を阻害してＡＴＰ産生を阻害する物質も多く知られています。しかし、正常細胞とがん細胞の区別ができなければ、がん細胞を死滅させる量を服用すれば、正常細胞も死滅して強い副作用がでます。例えば、青酸カリ（シアン化カリウム）はミトコンドリアの呼吸酵素を阻害して細胞を死滅させますが、正常細胞とがん細胞を同様に死滅するため、がん治療には使えません。

正常細胞に作用せず、がん細胞だけにＡＴＰ産生を阻害する方法があれば、がん治療に使えます。がん細胞のエネルギー産生の特徴を利用すると、そのようなことが可能になります。

正常細胞とがん細胞のエネルギー産生には大きな違いがあります。がん細胞は正常細胞に比べてグルコースの取り込みが増え、酸素を使わないでグルコースからＡＴＰを産生する解糖という代謝系が亢進しています。

一方、正常細胞では主に、ミトコンドリアという細胞内小器官で酸素を使ってエネルギーを効率的に産生しています。

ミトコンドリアで酸素を使ってＡＴＰを産生する方が効率は良いのですが、がん細胞ではなぜかミトコンドリアでのＡＴＰ産生が減少しています。

この現象は90年以上前にドイツの生化学者オットー・ワールブルグ（Otto Warburg）博士によって発見され、ワールブルグ効果としてよく知られている現象です。

近年、がん細胞におけるエネルギー産生の特徴であるワールブルグ効果を利用したがん治療法に注目が集まっています。

その理由は、がん細胞と正常細胞のエネルギー産生における違いを利用すると、正常細胞のエネルギー産生には影響せずに、がん細胞だけのエネルギー産生を阻害することができるからです。そして、がん細胞のＡＴＰが枯渇すれば、がん細胞は死滅します。正常細胞のエネルギー産生に影響が少なければ副作用もでません。

クエン酸療法は、解糖系が亢進しているというがん細胞におけるエネルギー産生の特徴を利用しています。細胞内のクエン酸の量が増えると解糖系が抑制されるからです。

◆ＰＥＴ検査はがん細胞がグルコースの取り込みが多い性質を利用している

がんの検査法でＰＥＴ（Positron Emission Tomography：陽電子放射断層撮影）というのがあります。

これはフッ素の同位体で標識したグルコース（フルオロデオキシグルコース）を注射して、この薬剤ががん組織に集まるところを画像化することで、がんの有無や位置を調べる検査法です。正常細胞に比べてグルコースの取り込みが高いがん細胞の特性を利用した検査法です。

がん細胞がグルコースを多く取り込むことは古くから知られています。がん細胞は盛んに分裂するので、正常な細胞に比べてエネルギーが多く必要であるため、グルコースをより多く消費する必要があることは容易に推測されます。

しかし、最も重要な理由は、がん細胞は酸素を使わない非効率的な方法でグルコースからエネルギーを産生していることです。

正常な細胞はミトコンドリアで酸素を使った酸化的リン酸化という方法でエネルギーを産生しています。解糖系と酸化的リン酸化の両方で代謝されると1分子のグルコースから32〜38分子のATPを産生できるのに、解糖系だけでは2分子のATPしか産生できません。

したがって、解糖系でのエネルギー産生に依存しているがん細胞ではより多くのグルコースが必要となっているのです。

◆がん細胞はミトコンドリアでの酸化的リン酸化が抑制されている

がん細胞が数を増やしていくには、莫大なエネルギー（ATP）と細胞を構成する成分（タンパク質や脂質や核酸）が必要です。がん細胞では正常細胞に比較して、数倍から数十倍のエネルギー産生と物質合成が行われています。

酸素を使った酸化的リン酸化では1分子のグルコースから32分子のATPを産生できるの

に、嫌気性解糖系では２分子のＡＴＰしか産生できません。

注：解糖系と酸化的リン酸化で生成するＡＴＰの量の合計は１分子のグルコースあたり32〜38分子といろんな説があり確定していませんが、ここでは米国の生物学の教科書の"Life : the Science of Biology"の記述に準拠して32分子にしています。

さて、がん細胞では酸素が十分に利用できる状況でも、ミトコンドリアでの酸化的リン酸化が抑制され、解糖系でのＡＴＰ産生に依存しています。

解糖系に依存したＡＴＰ産生は非効率的で増殖には不利のはずです。１分子のグルコースから産生されるＡＴＰの量は、ミトコンドリアで完全に分解されると32分子であるのに対して、解糖系だけでは２分子しかできません。

しかし、がん細胞がエネルギー産生効率を犠牲にして酸化的リン酸化を抑制するのには理由があります。それは、細胞構成成分を合成する材料として多量のグルコースが必要になっているためです。

細胞が分裂して数を増やすためには核酸や細胞膜（主に脂質から構成される）やタンパク質

（アミノ酸から合成される）などの細胞構成成分を新たに作る必要があります。解糖系やその経路から派生するペントースリン酸経路などの細胞内代謝系によってグルコースの炭素骨格から核酸や脂質やアミノ酸を作ることができます。

つまり、エネルギー産生と物質合成を増やすという2つの目的を両立させるために、必然的にミトコンドリアでの酸化的リン酸化が抑制され、解糖系に依存したエネルギー代謝が亢進し、グルコースの取り込みが亢進していると考えられます。

ミトコンドリアでグルコースの炭素骨格を全て二酸化炭素（CO_2）と水（H_2O）に分解すると細胞分裂のための細胞構成成分が作れなくなることが酸化的リン酸化を抑制せざるを得ない理由の一つと言えます。

◆がん細胞では酸素があっても解糖系が亢進している

正常細胞とがん細胞ではエネルギー産生の状況に大きな違いがあります。

正常細胞ではミトコンドリアで酸素を使って効率的にエネルギー（ATP）を産生している

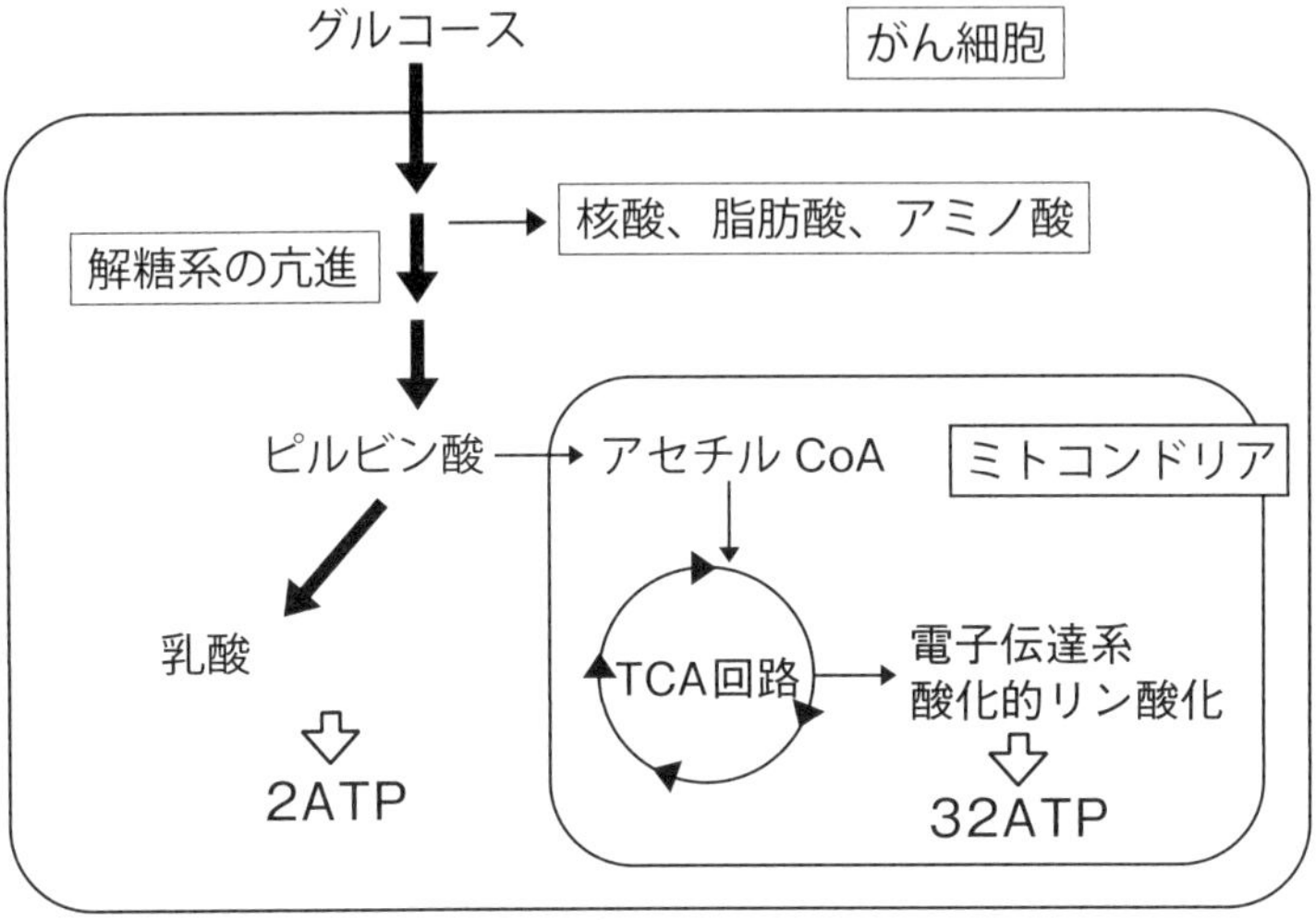

図11：がん細胞ではグルコースの取り込みと解糖系でのATP産生が亢進している。取り込まれたグルコースは核酸や脂肪酸やアミノ酸の合成にも利用される。ミトコンドリアの酸化的リン酸化で代謝されると１分子のグルコースあたり32分子のATPが産生されるが、解糖系だけでは２分子のATPしか産生できない。がん細胞では、酸素が十分に利用できる状況でも、ミトコンドリアでのTCA回路と酸化的リン酸化によるATP産生は低下している。

のに対して、がん細胞では酸素がある状況でもミトコンドリアでの酸素を使ったエネルギー産生（酸化的リン酸化）は抑制され、細胞質における解糖系によるＡＴＰ産生が亢進しています（図11）。

ワールブルグ博士は呼吸酵素（チトクローム）の発見で１９３１年にノーベル生理学・医学賞を受賞したドイツの生化学者です。細胞生物学や生化学の領域で重大な基礎的発見を次々に成し遂げ、呼吸酵素以外の研究でも何回もノーベル賞候補になった偉大な科学者です。

そのワールブルグ博士が最も力を注いだのががん細胞のエネルギー代謝の研究です。がん細胞の異常な増殖を解明するためには、エネルギー生成の反応系を研究しなければならないということから、呼吸酵素を発見しています。

そして、がん細胞ではグルコースから大量の乳酸を作っていること、がん細胞は酸素が無い状態でもエネルギーを産生できること、さらに、がん細胞は酸素が十分に存在する状態でも、酸素を使わない方法（解糖系）でエネルギーを産生していることを見つけています。

ワールブルグ自身は、ミトコンドリアにおける酸化的リン酸化の機能欠損が細胞のがん化の原因だと考えていました。しかし、その後の研究で、多くのがん細胞においてミトコンドリアの機能自体は障害されていないことが明らかになっています。

そこで、がん細胞が解糖系を好む理由とそのメカニズムの解明が、がん研究における重要なテーマになっています。

様々ながん遺伝子の異常や活性化が、がん細胞のワールブルグ効果の成り立ちに関与していることが明らかになっています。

◆ワールブルグ効果は がん細胞の生存と増殖を助ける

代謝とは生命の維持のために細胞が行う一連の化学反応で、異化と同化の2つに大別されます。異化は食物から取り入れた有機物質（糖や脂肪やタンパク質など）を分解することによってエネルギー（ATP）を得る過程です。同化はこの逆で、細胞内のエネルギー（ATP）を使って、タンパク質や核酸や脂肪酸など細胞の構成成分を合成する過程です。

がん細胞におけるグルコースの取り込みと解糖系の亢進の主な理由は、異化と同化を同時に亢進して、細胞分裂のための物質合成とエネルギー産生を増やすためです。

その他にもワールブルグ効果にはがん細胞の生存と増殖において次のような様々なメリットがあることが指摘されています。

①ミトコンドリアでの酸化的リン酸化が亢進すると活性酸素の産生が増えます。活性酸素は細胞に傷害を与え、その修復や酸化ストレスに対する抵抗性（抗酸化力）を高めるために余分

なエネルギーを消費します。

つまり、細胞内の酸化ストレスを軽減するために、ミトコンドリアにおける酸化的リン酸化を抑え、必要なエネルギーを細胞質における解糖系に依存しているという考えが提唱されています。

実際に、がん細胞のミトコンドリアにおける酸化的リン酸化を薬（ジクロロ酢酸ナトリウムなど）で活性化させると、がん細胞の増殖が抑制され、アポトーシス（細胞死）を引き起こすことができることが報告されています。

②解糖系でのグルコースの代謝によって乳酸が増えると、がん組織が酸性になり、がん細胞の浸潤や転移に好都合になります。組織が酸性化すると正常な細胞が弱り、結合組織を分解する酵素の活性が高まるため、がん細胞が周囲に広がりやすくなります。組織の酸性化は血管新生を誘導するという報告もあります。

さらに乳酸には、がん細胞を攻撃する細胞傷害性T細胞の増殖やサイトカインの産生を抑制する作用があり、がんに対する免疫応答を低下させる作用もあります。酸性の組織には抗がん剤が到達しにくいことも指摘されています。

③解糖系でエネルギーを産生することは、血管が乏しい酸素の少ない環境でも増殖が可能になります。

つまり、がん細胞の生存に有利に働くように代謝が変化した結果がワールブルグ効果と言えるのです。

ちなみに、TCA回路（クエン酸回路）を発見して1953年にノーベル生理学・医学賞を受賞したハンス・クレブスは1926年から1930年までカイザー・ヴィルヘルム研究所でオットー・ワールブルグの助手を務めていました。ワールブルグ効果を発表したころです。クレブスはワールブルグの伝記も書いています。

がん細胞の代謝の特徴であるワールブルグ効果は、「増殖の早いがん細胞は低酸素になりやすいので、低酸素に適応するために酸素を使わない代謝が亢進している」というように、単なる結果と長い間理解されていたため、がん研究の領域では最近まであまり注目されていませんでした。

しかし、最近のがん研究領域では、このワールブルグ効果が細胞のがん化に極めて重要な役割を果たしている、つまり「細胞のがん化の結果」ではなく、「細胞のがん化の原因」と理解されるようになってきたのです。

医学の研究では、重要なことが注目されないまま、長い間忘れ去られている場合もあります。

ワールブルグ効果もその一つです。

6章

クエン酸は多彩な機序でがん細胞の増殖を抑える

がん細胞は正常細胞に比べて解糖系に対する依存度が非常に高い細胞です。解糖系を阻害することは、がん細胞に選択的にエネルギー産生と物質合成を阻害し、増殖を抑制し細胞死を誘導します。

クエン酸は解糖系の律速酵素のホスホフルクトキナーゼを阻害します。さらに、免疫細胞の活性化や、がん細胞の増殖シグナル経路の阻害など、様々な機序で抗がん作用を示すことが明らかになっています。

◆クエン酸はホスホフルクトキナーゼをフィードバック阻害する

解糖系やTCA回路に関与する酵素の一部は、アロステリック制御によって調節されています。

アロステリック制御というのは、酵素にある物質が結合すると構造変化が起こって機能が

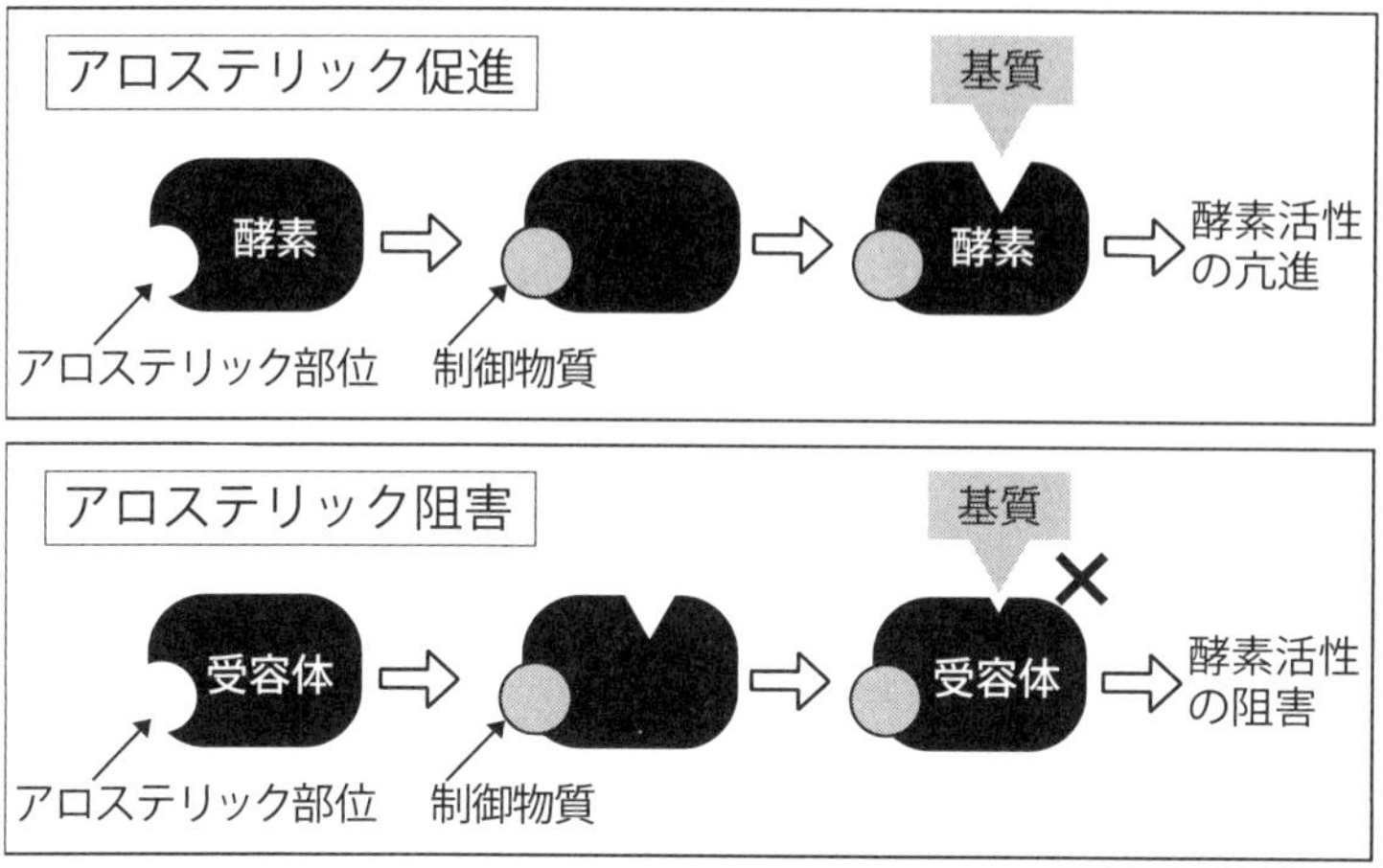

図12：酵素のアロステリック部位に制御物質が結合して酵素活性が促進する場合を「アロステリック促進」と言う。一方、酵素のアロステリック部位に制御物質が結合して酵素活性が阻害される場合を「アロステリック阻害」という。

変化する現象です。「アロステリック」とは「別の形」を意味する用語です。酵素の形が変わることで酵素活性が変化することを「アロステリック調節」といいます。

酵素の構造の変化によって、活性が阻害される場合（アロステリック阻害）と促進される場合（アロステリック促進）があります（図12）。

代謝系のある段階の反応が、その系の下流の産物によって阻害されることをネガティブフィードバック調節と言います。

代謝経路でその後に続く産物が高濃度に存在すると、その代謝系での反応がそれ以上必要ないので、酵素活性を阻害して反応を止める制御です。

一方、ある経路の産物が過剰に存在すると、それが他の経路の反応をスピードアップして、過剰に存在する物質を他の経路での代謝に振り替える調節をポジティブフィードバック調節と言います（図13）。

例えば、物を製造している工場で製品が大量にできて在庫が増えれば、工場の製造ラインを止めるように指示が行くのがネガティブフィードバックです。販売を促進し在庫を減らすように営業部に指示が行けば、これはポジティブフィードバックと言えます。

細胞内の物質の増減によって、代謝系の反応スピードの調節がマイナスとプラスの両方で行われています。これがフィードバック制御です。

一連の化学反応系において、全体の反応速度を決定する反応を律速段階と言い、その反応に関わる酵素を律速酵素と言います。

律速《りっそく》というのは「速さ」を「律する（制御する）」という意味で、「全体の反応速度を決める」という意味の用語です。

例えば、ボトル（瓶）に水を入れて、逆さまにして水を出すとき、水が出る速さを決めるのは、

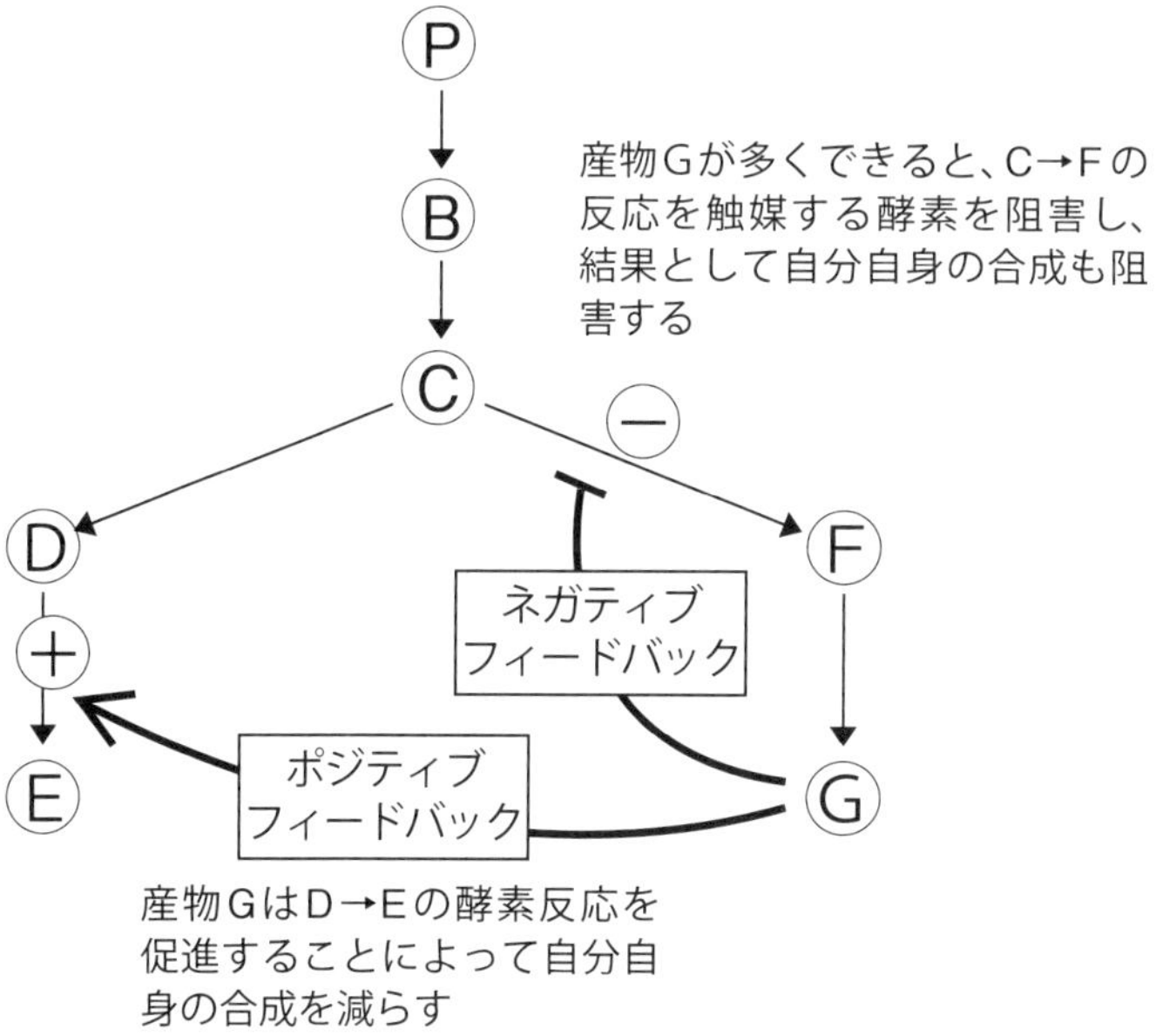

図13：ある産物が過剰に蓄積した場合に、その産物によって上流の酵素反応が阻害されることによってその産物の合成が止められる（ネガティブフィードバック）。場合によっては、同じ材料（図のC）を使う他の反応系を促進することによって合成が調節される（ポジティブフィードバック）。このような調節は生成物による酵素のアロステリック調節により行われる。

ボトルの首（ネック）の部分の内径になります。化学反応においてボトルネックと同じ役割を担うのが律速酵素です。

グルコースがピルビン酸になる解糖系において10種類の酵素が関与しています。

この解糖系においては、フルクトース-6-リン酸をフルクトース-1，6-ビスリン酸に変化させる酵素のホスホフルクトキナーゼが律速酵素になります。

ホスホフルクトキナーゼは、最終生成物のＡＴＰによりフィードバック阻害を受け、ＡＤＰもしくはＡＭＰによって活性化されます。ＡＴＰが増えてエネルギー産生が必要なくなれば、グルコースの分解を止めるために、ＡＴＰがホスホフルクトキナーゼを阻害するのです。

逆に、エネルギーが枯渇すると増えるＡＤＰとＡＭＰは解糖系を促進するためにホスホフルクトキナーゼ活性を亢進するのです。

そして、このホスホフルクトキナーゼはＴＣＡ回路（クエン酸回路）の産物であるクエン酸によってもフィードバック阻害を受けます。

つまり、クエン酸はホスホフルクトキナーゼを阻害することによって解糖系を抑制し、ＡＴＰ産生を低下させることになります。（図14）

食事やサプリメントから外来性に摂取したクエン酸もホスホフルクトキナーゼを阻害する機

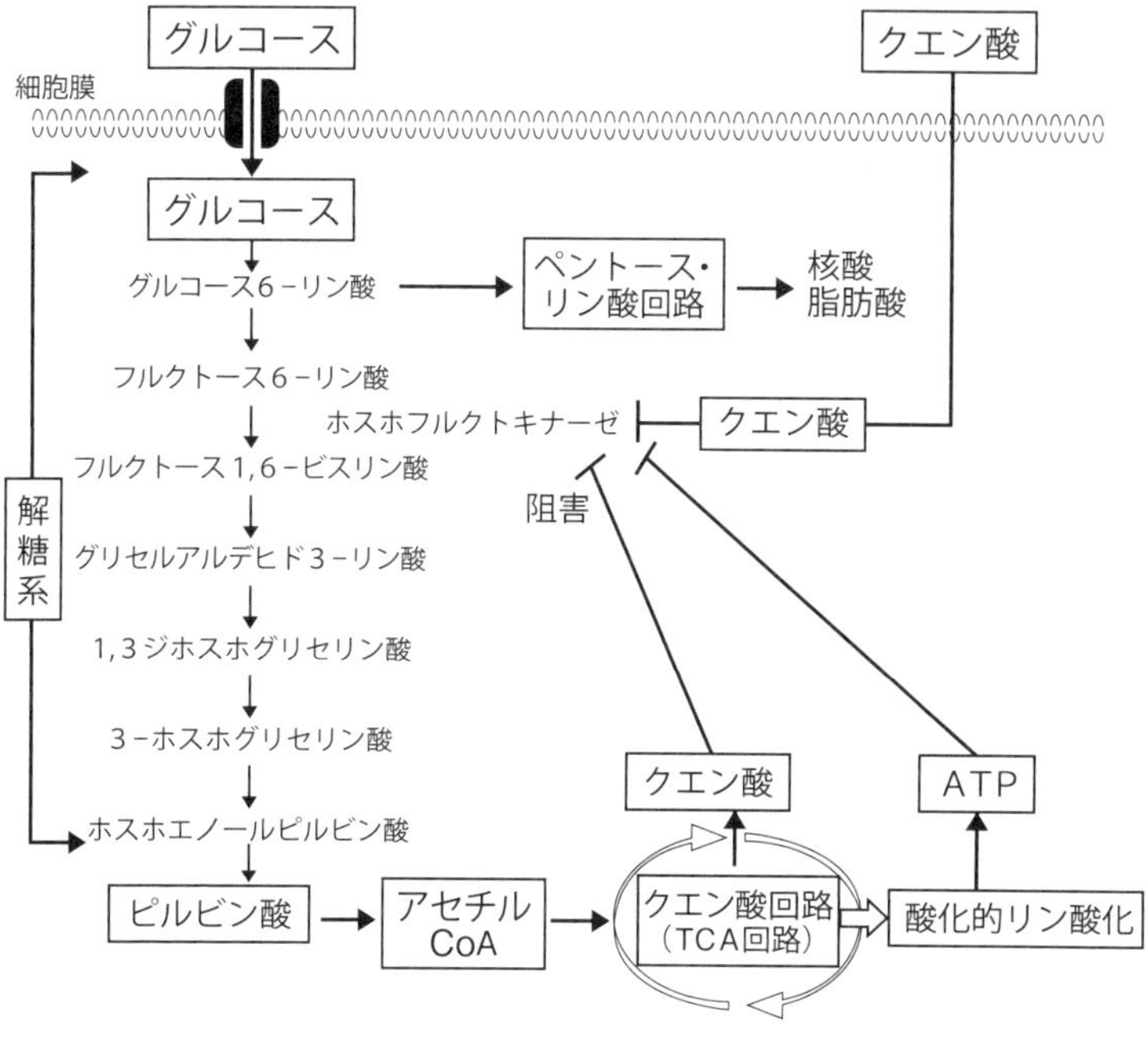

図14：解糖系の律速酵素の1つのホスホフルクトキナーゼ（フルクトース-6-リン酸をフルクトース-1,6-ビスリン酸に変換）は、下流の生成物のクエン酸とATPによりフィードバック阻害を受ける。食事から取り込んだクエン酸も解糖系の抑制に寄与する。

序でがん細胞の解糖系を阻害すると考えられています。

◆クエン酸は多彩なメカニズムでがん細胞の増殖を抑制する

2017年に米国のハーバード大学医学部のヴィカス・スカトメ（Vikas P. Sukhatme）博士らの研究グループから「クエン酸が様々な機序でがん細胞の増殖を抑える」という趣旨の総説論文が発表されています（文献10）。

この論文のタイトルを日本語に訳すと、「クエン酸は解糖系やTCA回路やIGF-1受容体経路の阻害を介した多彩なメカニズムで腫瘍の増殖を抑制する」という意味です。

この論文では、様々ながん細胞株を用いた実験系（培養細胞と動物実験）でクエン酸が抗腫瘍効果を示すことを報告しています。

そのメカニズムとして、

①がん細胞の分化誘導、②腫瘍組織内のリンパ球のT細胞の動員と活性化、③インスリン様成長因子-1（IGF-1）受容体の活性化（リン酸化）の阻害、④AKTリン酸化の阻害、⑤解糖系

とＴＣＡ回路の両方の抑制など多様なメカニズムでがん細胞の増殖を阻害し、アポトーシスを誘導することを報告しています。

「がん細胞の分化誘導」というのは「がん細胞を正常細胞の性状に近づける」作用です。がん細胞の特徴である無制限の増殖や、周囲組織への浸潤や、遠隔臓器への転移といった性質を弱めることを意味します。

リンパ球のＴ細胞はがん細胞を排除するので、Ｔリンパ球の動員と活性化という作用は、免疫システムによるがん細胞の排除をクエン酸は促進するということです。

インスリン様成長因子-１（ＩＧＦ-１）受容体のリン酸化やＡＫＴのリン酸化は増殖シグナルを促進するので、その阻害作用はがん細胞の増殖を阻止します。

ＩＧＦ-１はインスリンと配列が類似したタンパク質でＩＧＦ-１受容体に結合してＩＧＦ-１受容体が活性化すると細胞増殖のシグナルが亢進します。

ＡＫＴはセリン・スレオニンキナーゼで細胞のシグナル伝達経路のマスタースイッチとしての役割を果たし、下流の幅広いターゲット分子や相互作用分子を介してさまざまな細胞内反応を引き起こします。クエン酸は細胞の増殖を誘導するＩＧＦ-１受容体やＡＫＴの活性化を阻止して、がん細胞の増殖を抑制するのです。

さらに、クエン酸は解糖系とＴＣＡ回路の両方を阻害してエネルギー（ＡＴＰ）の産生を抑制する作用を報告しています。

つまり、クエン酸は、免疫系を活性化し、がん細胞の増殖シグナルの伝達系を抑制し、エネルギー産生系を阻害してＡＴＰを枯渇し、これらの総合作用でがん細胞の増殖を抑制するという結果です。

多くの研究結果から、クエン酸を摂取する食事療法ががん治療に有効である可能性を明らかにしています。

この論文の結論は「食事からのクエン酸の補充はがん治療として有用かもしれない」となっています。この論文の責任著者のヴィカス・スカトメ博士は、がん細胞の代謝や抗腫瘍免疫など腫瘍学の広い範囲における基礎研究や臨床研究で顕著な業績を挙げている研究者です。

つい最近まで、がんのクエン酸療法はインチキ医療という意見が大勢を占めていましたが、最新の研究結果はクエン酸の抗がん作用を支持しているのです。

◆クエン酸は抗腫瘍免疫を増強する

スカトメ博士らの動物実験で、クエン酸を投与した動物の腫瘍組織にはT細胞の浸潤が有意に増加し、様々なサイトカインの血中レベルの増加を認めています。

サイトカインは免疫細胞や炎症細胞から放出されて、免疫作用・抗腫瘍作用・抗ウイルス作用・細胞増殖や分化の調節作用を示すタンパク質の総称です。インターロイキンやインターフェロンなどがあります。このようなサイトカインの血中濃度が増えているのは、免疫細胞の働きが亢進していることを示唆しています。

細胞傷害性T細胞（キラーT細胞）は抗原提示細胞（樹状細胞やマクロファージ）から抗原を提示されると活性化されて、敵（病原菌やがん細胞など）を攻撃します。がん組織中のT細胞の数が増えていることは、リンパ球ががん細胞を盛んに攻撃していることを意味します。がん組織中のT細胞の数が多いほど予後が良いという報告もあります。

がん組織ではT細胞の活性化と増殖は様々なメカニズムで阻害されています。

まず、がん細胞はグルコースやアミノ酸の取り込みが亢進し、エネルギー産生と細胞分裂の材料に使っています。

これらの栄養素は、リンパ球が増殖し、がん細胞を排除する働きを実行する上でも必要です。したがって、がん組織では、T細胞が働くために必要な栄養素が枯渇しているのです。

さらに、第5章で解説したように、がん細胞では解糖系でのグルコース代謝の亢進で、乳酸の産生が亢進しています。

がん細胞内に乳酸が蓄積すると細胞毒になるので、がん細胞は乳酸を細胞外に排出していきます。したがって、がん組織には乳酸が増え、その結果、がん細胞の周囲は酸性になっています。正常な細胞はpHが7・4というややアルカリ側でないと働くことができません。実際に、がん組織ではがん細胞外のpHが6・2〜6・9と酸性になっています。

このような酸性の状態では、リンパ球は正常な働きができません。酸性化した組織では、がん細胞を攻撃しにきた免疫細胞の働きが弱り、増殖することも攻撃することもできなくなります。

このように、がん組織で増加した乳酸は、がん細胞を攻撃する細胞傷害性T細胞の増殖や、免疫細胞の働きを高めるサイトカインの産生を抑制する作用があり、がんに対する免疫応答を低下させるのです。

クエン酸はがん細胞の解糖系を阻害して、グルコースの取り込みと乳酸産生を低下させます。その結果、がん組織内のリンパ球の働きが活性化し、がん細胞を排除することができるのです。

◆インスリン様成長因子-1は老化とがんの成長を促進する

スカトメ博士の研究グループの論文では、クエン酸摂取がインスリン様成長因子-1（IGF-1）の活性化を阻害する作用も報告しています。

ＩＧＦ-1は70個のアミノ酸からなり、インスリンと似た構造をしています。インスリンは51個のアミノ酸からなるペプチドホルモンで、血糖値の上昇に応じて膵臓のランゲルハンス島のベータ細胞から分泌され、筋肉細胞へのグルコースの取り込みや、脂肪細胞での脂肪合成、肝臓におけるグリコーゲン合成を促進します。

インスリンとＩＧＦ-1はそれぞれの受容体に結合して細胞を刺激すると、複数の増殖シグナルの経路を活性化して、細胞増殖や転移を促進します。シグナル伝達経路のマスタースイッチとして働くセリン・スレオニンキナーゼのＡｋｔもインスリン／ＩＧＦ-1シグナル伝達経路で活性化されます。

体の成長を促進する成長ホルモンは肝臓に働きかけてＩＧＦ-１を分泌させ、ＩＧＦ-１が標的組織の細胞分裂を刺激します。

したがって、多くの臓器や組織の細胞にＩＧＦ-１の受容体があり、それらの細胞から発生するがん細胞の多くがＩＧＦ-１受容体を持ち、ＩＧＦ-１によって細胞分裂が促進されるため、がん細胞の増殖や転移を促進します。

成長ホルモンが過剰に発現しているマウスはＩＧＦ-１の濃度が上昇し、寿命が短くなり、がんの発生率が高まることが報告されています。

成長ホルモンは肝臓に働きかけてＩＧＦ-１を分泌させ、このＩＧＦ-１が標的組織の細胞分裂を刺激することによって体の成長を促進します。この作用は、成長が終了した個体に対しては老化を促進し、がんの発生を高めます。

逆に、成長ホルモンが産生できない成長ホルモン欠損マウスや成長ホルモン受容体が欠損したマウスを作成すると、これらの成長ホルモンの働かないマウスではがんの発生率が減少し寿命が延びることが示されています。

人間でも、成長ホルモンの分泌が低下している患者さんは、がんがほとんど発生しないことが知られています。

また、１００歳以上の超長寿者では、成長ホルモンやインスリン／ＩＧＦ-１シグナル伝達系の働きが低下するような遺伝子変異を持った人が多いという報告があります。

１００歳以上まで生存した人（百寿者）の子孫と、比較的若く亡くなった人の子孫を比較すると、百寿者の子孫の方がＩＧＦ-１の血中濃度が低かったという報告もあります（文献11）。

高齢者男性で、血中のＩＧＦ-１の濃度が高い人はがんを発生するリスクが高いという疫学研究の結果が米国から報告されています。

この研究では、50歳以上の男性６３３人を対象に、ＩＧＦ-１値を測定したのち18年間の追跡調査を行った結果、試験開始時にＩＧＦ-１値が１００ng／mlを超えていた男性のがん死亡のリスクはＩＧＦ-１値が低かった男性のほぼ2倍であったということです（文献12）。

その他の研究でも、血清ＩＧＦ-１濃度が高いほど、前立腺がん、乳がん、肺がん、大腸がん、膵臓がんの発生率が高くなることが示されています。

つまり、高齢になってＩＧＦ-１が低い人は、寿命が延び、がんの発生が抑制される可能性があります。そして、ＩＧＦ-１の産生が低い体質や、ＩＧＦ-１で誘導される細胞内シグナル伝達系の働きが弱い遺伝的素因を持った人は、長寿でがんが発生しにくい体質と言えます。

このような遺伝的素因は持って生まれたものですが、日頃からクエン酸を飲用することは、IGF-1の活性の低下によって寿命延長とがん予防に役立つ可能性が示唆されます。

7章

がん細胞のクエン酸を増やすと死にやすくなる

がん細胞内はクエン酸の量が低下しており、クエン酸を増やすとがん細胞の増殖が抑制され、死滅しやすくなります。

がん細胞内のクエン酸の産生量を増やす方法としてジクロロ酢酸ナトリウムがあります。

◆がん細胞内はクエン酸濃度が低下している

がん細胞は細胞内のクエン酸の量が少なく、クエン酸の量が少ないがん細胞ほど、増殖活性が高いことが報告されています（文献13）。

がん細胞ではミトコンドリア内でピルビン酸をアセチルＣｏＡに変換するピルビン酸脱水素酵素の活性が阻害されているため、ＴＣＡ回路での代謝が抑制されています。そのためクエン酸の合成が低下しています。

さらに、ミトコンドリアで産生されたクエン酸の一部は細胞質に移行し、脂肪酸の合成に使用されます。がん細胞では細胞分裂のために、細胞膜の成分である脂肪酸の合成が亢進しています。クエン酸は脂肪酸合成の原料になります。

つまり、増殖活性の高いがん細胞ほど、クエン酸が脂肪酸に使用されるので、細胞内のクエン酸は低い濃度で維持されることになります。

クエン酸濃度が低いと解糖系の律速酵素であるホスホフルクトキナーゼの活性が抑制されないので、解糖系がさらに亢進します。

したがって、がん細胞内のクエン酸濃度が低いがん細胞ほど、解糖系の代謝が亢進し、増殖活性が高くなるのです。

これは、がん細胞内のクエン酸濃度を高めるとがん細胞の増殖を抑えることができることを意味します。

◆がん細胞内のクエン酸濃度を高めると抗がん剤が効きやすくなる

ピルビン酸脱水素酵素の活性を高める薬としてジクロロ酢酸ナトリウムが知られています。

ミトコンドリアでのTCA回路を活性化するジクロロ酢酸ナトリウムを使ってがん細胞内のクエン酸濃度を高めると、がん細胞が死にやすくなり、抗がん剤の効き目が良くなるという実験結果が、中国の上海交通大学医学部の研究グループから報告されています（文献14）。

この論文のタイトルを日本語に訳すと「ジクロロ酢酸はクエン酸の蓄積を誘導することによってパクリタキセル抵抗性のがん細胞の薬剤感受性を回復する」という意味です。

パクリタキセルは商品名をタキソールという抗がん剤です。タイヘイヨウイチイの樹皮から単離され、肺がんや卵巣がんや乳がんなど多くのがんの治療に使われています。

がん細胞に対する抗がん剤の効き目が高い場合は「感受性が高い」と言います。抗がん剤が効きにくい場合は、そのがん細胞は「抗がん剤に対する感受性が低い」とか「抗がん剤に抵抗性がある」と言います。

この論文では、抗がん剤のパクリタキセルに抵抗性のがん細胞はミトコンドリアでの酸素呼吸に欠陥があり、ピルビン酸脱水素酵素を活性化してミトコンドリアの酸素呼吸を亢進するジクロロ酢酸を投与するとパクリタキセル抵抗性が抑制されることを示しています。

つまり、がん細胞の薬剤感受性が回復するという結果です。そして、そのメカニズムとして、クエン酸の蓄積が重要であることを示しています。

ジクロロ酢酸はピルビン酸脱水素酵素を活性化して、ピルビン酸からアセチルＣｏＡの変換を亢進してＴＣＡ回路を促進し、クエン酸の産生を増やします。

このクエン酸が蓄積するとパクリタキセルに抵抗性のがん細胞が、パクリタキセルに感受性を回復するという結果です。

クエン酸を食品として摂取すると同時に、ＴＣＡ回路を活性化してクエン酸の細胞内濃度を高める方法を併用すると、がん細胞内のクエン酸濃度がさらに高まって、解糖系によるエネルギー産生を抑制する効果を高めることができます。

細胞内のクエン酸を増やす方法は、解糖系でのエネルギー産生に依存度の高いがん細胞にはエネルギー産生を低下させますが、正常細胞にはミトコンドリアを活性化することによって、細胞の働きを活性化することになります。

つまり、免疫細胞や肝臓や心臓や腎臓などの正常細胞は元気にして、がん細胞の増殖だけを抑えることができるのです。

◆ジクロロ酢酸ナトリウムはＴＣＡ回路を活性化する

がん細胞におけるミトコンドリアの機能抑制は不可逆的なものではなく、機能を可逆的に正常に戻すことができます。

ミトコンドリアにおけるＴＣＡ回路を活性化する薬として、前述の論文で使われたジクロロ酢酸ナトリウムが知られています。ジクロロ酢酸ナトリウムはピルビン酸脱水素酵素の活性を高めます。

その結果、解糖系におけるピルビン酸から乳酸への移行が抑制され、ピルビン酸はミトコンドリアに入ってアセチルＣｏＡに変換されてＴＣＡ回路による代謝と酸化的リン酸化による酸素を使ったエネルギー産生が高まります。

つまり、機能低下に陥っていたがん細胞のミトコンドリアにおける代謝を高める効果があります。

ジクロロ酢酸ナトリウムは酢酸（CH_3COOH）のメチル基（CH_3）の２つの水素原子が塩素原子（Cl）に置き換わったジクロロ酢酸（$CHCl_2COOH$）のナトリウム塩です。構造式は

$CHCl_2COONa$ になります（図15）。

小児のミトコンドリア病や乳酸アシドーシスの治療薬として古くから使用されており、水に容易に溶解するので、生体利用率も高い物質です。移植腫瘍などの動物実験でも、経口投与で抗腫瘍作用が証明されています。

ジクロロ酢酸ナトリウムはピルビン酸脱水素酵素キナーゼを阻害することによってピルビン酸脱水素酵素の活性を高める作用があります。

がん細胞では低酸素誘導因子-1（HIF-1）の活性亢進によってピルビン酸脱水素酵素キナーゼの活性が亢進しています。ピルビン酸脱水素酵素キナーゼはピルビン酸脱水素酵素をリン酸化して阻害する酵素です。

ピルビン酸脱水素酵素の活性が低下すると、ピルビン酸からアセチルCoAへの変換が阻止されているため、ミトコンドリアでのTCA回路およびエネルギー産生（酸化的リン酸化）が低下しています。

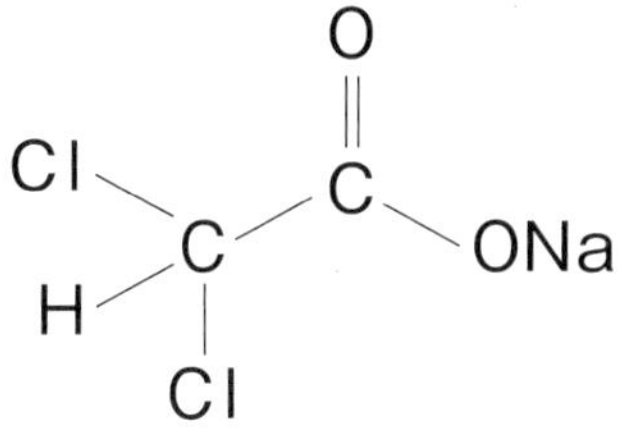

図15：ジクロロ酢酸ナトリウムの化学構造

そこで、ジクロロ酢酸ナトリウムでがん細胞のピルビン酸脱水素酵素を活性化して、ピルビン酸からアセチルCoAへの変換を促進してTCA回路を回せば、乳酸の産生が抑えられます。さらに、細胞内のクエン酸濃度が増えます（図16）。

ジクロロ酢酸ナトリウムはインターネットでも販売されています。

服用量は1日に体重1kgあたり10から15mgで、1〜2回に分けて服用します。ジクロロ酢酸ナトリウムは熱で不活性化しやすいので、水に溶かして服用します。胃粘膜に刺激になるので食後に服用します。

注意する副作用は末梢神経障害です。ピルビン酸脱水素酵素はビタミンB1を補因子として使用するので、ビタミンB1が消耗すると神経障害がおこります。

この副作用を予防（軽減）するために、ビタミンB1製剤を一緒に服用します。

ピルビン酸脱水素酵素の補因子であるR体αリポ酸を併用するとさらに抗腫瘍効果を高めることができます。

1日量が体重1kgあたり10〜15mgで毎日服用か、少し多め（15〜20mg／kg）で2週間服用して1週間休むというサイクルでの服用など幾つかのレジメで使用されています。

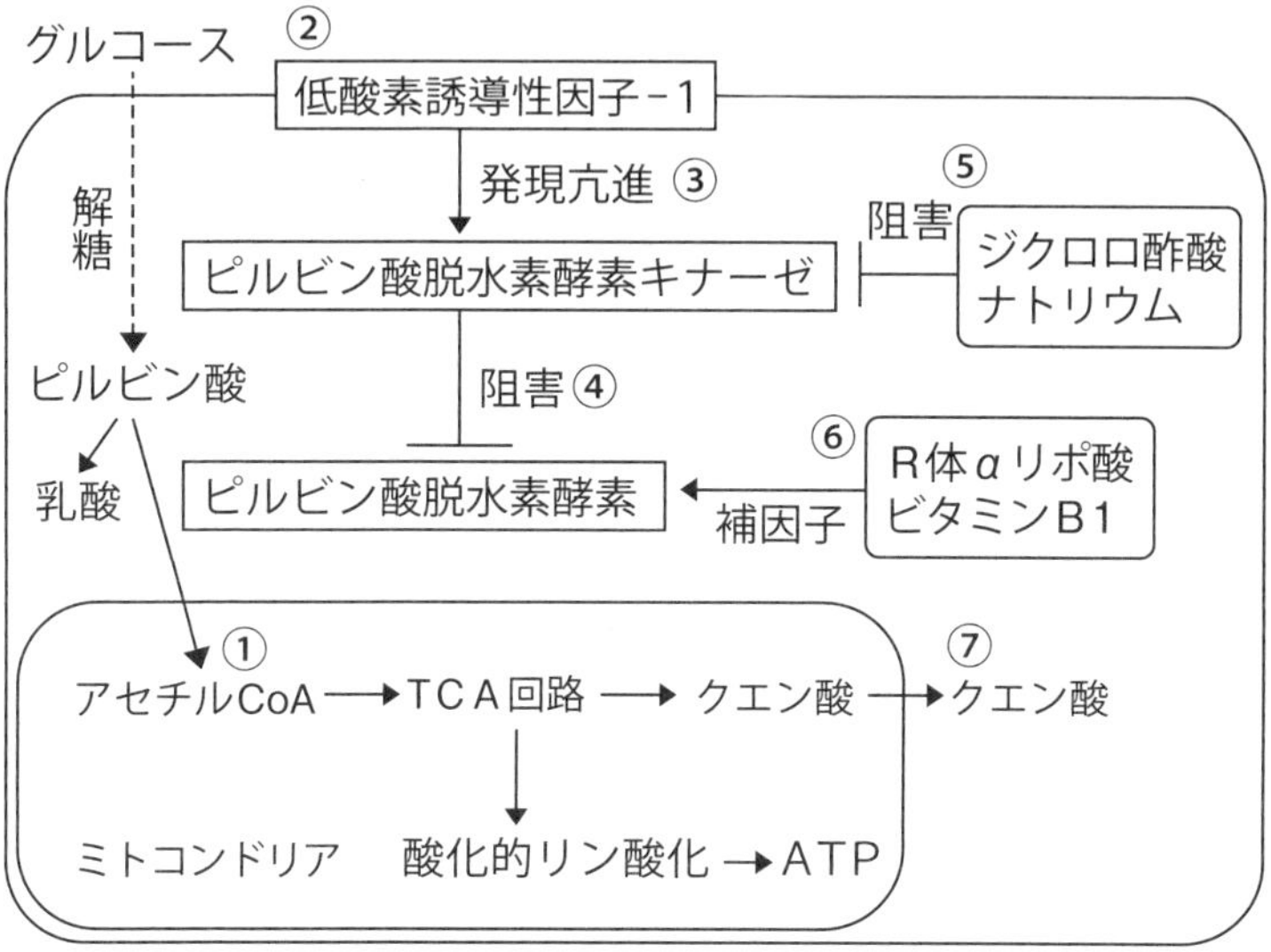

図16：グルコースを解糖系で分解して産生されたピルビン酸はピルビン酸脱水素酵素によってアセチルCoAになってミトコンドリアのTCA回路でさらに代謝される（①）。がん細胞では低酸素誘導性因子-1（HIF-1）の活性が亢進し(②)、HIF-1はピルビン酸脱水素酵素キナーゼの発現を亢進する（③）。ピルビン酸脱水素酵素キナーゼはピルビン酸脱水素酵素を阻害する（④）。ジクロロ酢酸ナトリウムはピルビン酸脱水素酵素キナーゼを阻害する（⑤）。R体αリポ酸とビタミンB１はピルビン酸脱水素酵素の補因子として必要（⑥）。TCA回路で産生されるクエン酸の一部は細胞質に移行する（⑦）。

がんの状況や他の服用薬との兼ね合いで服用量を決めた方が良いので、ジクロロ酢酸ナトリウムを使ったがん治療に詳しい医師の指導のもとに行う方が良いと思います。

◆クエン酸は細胞内でミネラルとキレートしてがん細胞の増殖を抑える

クエン酸が食物中のミネラルとキレート（結合）して、ミネラルの消化管からの吸収を高め、体の治癒力を高める効果に関しては第2章で解説しました。キレートという言葉は、「カニのはさみ」から派生した用語で、分子の立体構造によって生じた隙間に金属を挟む姿から命名されました。

クエン酸はキレート作用によって吸収されにくい必須ミネラルを挟み込んで、小腸からの吸収を促進します。水中でイオン化したミネラル（金属イオン）はそのままでは小腸からの吸収は極めて悪いのですが、アミノ酸やクエン酸などと結合しキレート化されることによって吸収が促進されるのです。

これとは逆に、クエン酸はミネラル（金属イオン）とキレートして、その働きを阻害する作用があります。

例えば、クエン酸はカルシウムとキレートして、カルシウムの小腸からの吸収を促進します。一方、クエン酸は採血の時の抗凝固薬としても利用されています。カルシウムは血液の凝固に必要ですが、クエン酸がカルシウムイオンをキレートして血液凝固に利用できなくするからです。

クエン酸が細胞内の鉄とキレートして、様々な細胞機能に影響することが報告されています（文献15）。がん細胞では鉄の取り込みが増えています。鉄は細胞の増殖に必要だからです。

鉄はイオンの価数が変化する遷移金属で、簡単に二価イオン（ferrous：Fe^{2+}）と三価イオン（ferric：Fe^{3+}）の両方の型を行き来するので、電子の移動を伴う生体反応に利用されています。ＡＴＰを生産するミトコンドリアの電子伝達系のタンパク質など電子を輸送する様々なタンパク質に鉄は使われています。

リボヌクレオチド還元酵素はＤＮＡを構成するデオキシリボヌクレオチドを合成する酵素で、ＤＮＡの修復や複製に必要な全ての核酸塩基を供給しています。このリボヌクレオチド還元酵素の活性には鉄が必須です。

過酸化水素（H_2O_2）を分解するカタラーゼの活性にも鉄が必須です。カタラーゼの働きが阻害されると細胞は過酸化水素による酸化傷害を受けやすくなります。

このように鉄イオンは細胞の呼吸、核酸合成、抗酸化システムなどに必須な補助因子として重要な役割を果たしています。したがって、がん細胞は鉄の需要が増え、鉄の取り込みが増えています。この鉄をキレートして使えなくすれば、がん細胞の増殖は抑制され、細胞死が誘導されます。

クエン酸が銅や亜鉛やセレニウムとキレートして、スーパーオキシド・ディスムターゼ（SOD）やグルタチオン・ペルオキシダーゼの活性を阻害して酸化ストレスを高めて、細胞にダメージを与える作用が動物実験などで報告されています（文献16）。

このように、クエン酸ががん細胞内で増えると、鉄や銅やカルシウムや亜鉛などのミネラルとキレートして、細胞増殖に関与するタンパク質や抗酸化酵素の働きを阻害して、がん細胞の増殖を抑制したり、細胞死を誘導する作用が指摘されています。

8章

クエン酸飲用でがんが縮小する？

メキシコのハラベ・ブケイ医師が、クエン酸の摂取のみで、進行がん患者の症状が改善したり、腫瘍が消滅した臨床例を多数報告しています。
1日に5から10グラム程度の摂取で抗腫瘍効果が得られると主張しています。

◆ハラベ・ブケイ医師のクエン酸療法

がん細胞は解糖系の依存度が高く、クエン酸はホスホフルクトキナーゼを阻害してがん細胞の解糖系を阻害するという事実から、「クエン酸を服用するとがん細胞の増殖が抑えられるのでは」というアイデアが出てきます。

それを実際に臨床で実践しているのが、メキシコの小児科医のハラベ・ブケイ医師（Dr. Alberto Halabe Bucay）です。

ハラベ・ブケイ医師はクエン酸の服用によるがん治療による著効例を論文で多数報告しています。末期がんの患者さんをクエン酸の経口摂取で治療して、多数の有効例を認めたと報告しています。

クエン酸の１日の投与量は５から10ｇ程度です。インターネット上での、本人のブログの書き込みなどを読むと、誇張かもしれませんが１００％の症例に効くと言っています。信じがたい内容ですが、多くの症例を報告しているので無視はできません。その内容を考察してみたいと思います。

ハラベ・ブケイ医師は１９８９年くらいからがん患者にクエン酸投与を行なっているようです。英文での最初の症例報告は２００９年の論文に発表されています（文献17）。

この患者は２００６年に10歳の時に多発性内分泌腫瘍症２型による甲状腺髄様がんを発症し、手術を受けましたが、取りきれずに、腫瘍マーカーのカルシトニンが高値を維持しました。甲状腺髄様がんはカルシトニンを分泌するので、がん細胞が残っているとカルシトニンが高い値を示します。

患者は２００８年11月からクエン酸の摂取を開始しました。患者の体重は約20kgで、クエン酸の摂取量は１日に４から６ｇです。

その結果、腫瘍マーカーの血清中カルシトニン値が顕著に低下しました。クエン酸摂取以外にはがん治療は行っていないので、クエン酸の効果だと主張しています。

なお、この論文の症例は２０１７年の論文で発症後10年以上経過して、治癒した状態で生存していることが報告されています。クエン酸治療を開始してから８年後にまだ生きているという報告です（文献18）。

この患者は、最初の１年間は１日に３から５グラムを摂取し、その後は間歇的に服用していました。２０１６年11月１日の検査ではがんは見つからなかったということです。浸潤性の甲状腺髄様がんで手術で取りきれなかった症例が10年以上生存することは考えにくいので、クエン酸治療が奏功したと考察しています。

◆クエン酸は１日に５から10グラム程度で有効

ハラベ・ブケイ医師は、２０１１年の論文では腹膜中皮腫の患者に１日に30から40ｇを投与していますと（文献19）。

初めは１日に体重１kgあたり０・５ｇ程度を目標にしていたようです。しかし、毎日30ｇのクエン酸服用はかなりの苦痛になります。酸っぱいのと、胃腸粘膜の刺激による症状で、多くの人にとって１日に体重１kgあたり０・５ｇのクエン酸摂取を継続するのは大変です。
実際にハラベ・ブケイ医師も、中皮腫患者の５ヶ月後に治療した卵巣がんの患者はこの量に耐えられなかったので、１日５から７グラムに減らして投与しています。そして、この服用量でがんが治癒しました。

その後は５から10グラム程度を投与し、今までに14例くらいの有効例を報告しています。

例えば、クエン酸の経口摂取によって病状が改善した多形膠芽腫《たけいこうがしゅ》多の症例が報告されています（文献20）。

患者は45歳の男性で、磁気共鳴画像法（ＭＲＩ）によって右頭頂部の腫瘍が見つかり、形膠芽腫の診断を受け、２０１２年12月11日に手術を受けました。

腫瘍は１・５×１・５×０・６㎝の大きさで、最初の手術は腫瘍の部分切除しかできず、手術の３日後のＭＲＩでは腫瘍は残っていました。

患者は２０１２年12月19日から経口的にクエン酸を服用し始め、２０１３年２月５日のＭＲＩでは腫瘍の痕跡は無くなっていました。

この論文には３枚のＭＲＩの画像（手術前、手術後、クエン酸投与後）が掲載されており、確かに、手術後に残存していた脳腫瘍がクエン酸服用後に消滅しています。多形膠芽腫は手術で取り残しがあれば、自然に消滅することはまずあり得ないので、クエン酸が効いたと主張しています。

肝臓転移のある膵臓がんが治ったという症例も報告しています（文献21）。

78歳女性の肝臓転移を有する膵臓がんの患者です。２０１５年５月６日のＣＴ検査で膵臓の頭部に33×34㎜の腫瘍と、肝臓に14㎜から18㎜の４つの肝臓転移と、腹部リンパ節の腫大を認めています。患者は抗がん剤は受けないことを決めています。

体重減少と全身状態の悪化を認め、２０１５年８月19日の血液検査ではアルブミンが３・１g／dl、ヘモグロビンが９・２g／dl、ＬＤＨが４６７IUでした。

２０１５年９月11日から１日４～５gのクエン酸の服用を開始しています。クエン酸の服用を開始し、12日後の血液検査では、アルブミンは３・６g／dl、ヘモグロビンが11・７g／dlと上昇し、ＬＤＨが２５６IUと低下しています。

この間に輸血やその他の治療を受けていません。

患者はクエン酸摂取を継続し、２０１５年11月13日の血液検査では、アルブミンは３・９g

／dl、ヘモグロビンが14・７g／dlとさらに上昇し、ＬＤＨが２０４IUとさらに低下していま す。同日に腹部超音波検査を受け、膵頭部の腫瘍は炎症組織で置き換わり、肝臓の転移は消失し、腹部のリンパ節腫大も消えていました。

全身状態も良くなり、体重も増え、食欲と体力も向上してきました。この間、患者はクエン酸摂取以外にがんに対する治療を受けていません。

アルブミンは肝機能と栄養状態の指標になります。さらに、がん組織から炎症性サイトカインが多く出ると肝臓でのアルブミンの産生が低下します。ヘモグロビンは貧血の指標です。炎症性サイトカインは骨髄での造血を抑制します。

進行した膵臓がんでは、がん組織から産生される炎症性サイトカインによって低アルブミンや貧血や食欲低下など全身状態の悪化が起こります。

ＬＤＨ（乳酸脱水素酵素）は解糖系酵素で、ピルビン酸を乳酸に変換する酵素でがん細胞で発現量が増えています。

ＬＤＨはがん細胞から多く産生されるので、腫瘍マーカーにもなります。このＬＤＨが低下しているのは腫瘍が縮小していることを示唆します。さらに超音波検査で原発巣と肝臓転移と腹部リンパ節転移が消失したことが確認されました。

この患者はクエン酸以外に治療を受けていないので、クエン酸療法が効いたとしか考えにくいのも確かです。

現在までにハラベ・ブケイ医師は論文に14例の症例を報告しています。甲状腺髄様がん、腹膜中皮腫、骨髄性白血病、食道がん、多発性骨髄腫、多形性膠芽腫、膵臓がん、非ホジキンリンパ腫、膀胱がん、乳がんなどが含まれています。

◆クエン酸療法の実施法

ハラベ・ブケイ医師の最初のプロトコールは、1日3回、毎食後に10〜15gのクエン酸を水やジュースなどの飲料に溶かして摂取するという方法でした。1日の服用量の目安は、体重1kgあたり0・5gです。

胃腸に刺激になって下痢になるときは服用量を減らします。しかし、この量は多くの人にとって長く継続するのは困難です。酸っぱい味と胃腸粘膜への刺激症状が問題になります。その後、ハラベ・ブケイ医師は1日に5から10g程度の投与を行って、有効例を多数報告しています。

ハーバード大学医学部のヴィカス・スカトメ（Vikas P. Sukhatme）博士らの研究グループのマ

ウスの実験では１日体重１kgあたり４gを投与しています。マウスと人間のように体重が大きく異なる時は、体重でなく体表面積で比較します。

標準代謝量は体重の３／４乗（正確には0・751乗）に比例するという法則があり、一般にマウスの体重あたりのエネルギー消費量や薬物の代謝速度は人間の約7倍と言われています。したがって、マウスの４g／kgは人間に換算すると１日に体重１kgあたり約０・５gになります。これはハラベ・ブケイ医師が最初に実施した服用量に類似します。

第2章で紹介した東大教授の秋谷七郎博士が１９５６年（昭和31年）にクエン酸の健康作用を報告して以来、クエン酸健康法に関する書籍も出版されています。そのような書籍の内容では１日15g程度が推奨されています。

クエン酸の服用量は多いほど強い抗腫瘍効果が期待できますが、多く摂取すると胃腸刺激症状などの副作用もでます。その兼ね合いから、１日に10から15g程度が妥当と言えます。実際に15gを５００ccの水に溶かしてペットボトルに入れ、毎食後に飲む方法だと、それほど苦痛になりません。５００ccの水に10〜15gであれば、酸っぱさもそれほど強くありません。

クエン酸ナトリウムなどの塩ではなく、純粋なクエン酸を使用します。クエン酸ナトリウムだと分子量の約4分の1がナトリウムなので、クエン酸を多く摂取する場合にナトリウムの摂取量が過剰になるためです。

また、ハラベ・ブケイ医師はレモンジュースに含まれるクエン酸は他の成分と結合しているので消化管からの吸収が悪いから、純粋なクエン酸を使うべきだと言っています。

クエン酸の結晶粉末は白色、無臭で純度が高く、水に簡単に溶けます。医薬品用や食品用が販売されています。医療では、緩衝・矯味・発泡の目的で調剤に用いています。また、リモナーデ剤の調剤にも用います。

食品添加物としては、清涼飲料水やアルコールに加えたり、pH調整剤や酸味料として様々な食品に使用されています。食品を適切なpH領域に保つことによって微生物の増殖を防いで食品の保存性を高めることができます。

牛乳やヨーグルトなどに混ぜても問題ありません。クエン酸が胃に刺激になるときは、胃酸の分泌を抑えるプロトンポンプ阻害剤、胃痛や胃部不快感があるときはさらにスクラルファート（アルサルミン）を服用すると良いとハラベ・ブケイ医師は言っています。

黒酢や炭酸飲料や柑橘類のジュースを含めて酸性度の強い飲料や食品は歯のエナメル質を脱灰（リン酸カルシウムが溶け出すこと）します。

特にクエン酸はカルシウムを溶かすので、濃い濃度のクエン酸を長く摂取すると歯を溶かす可能性があります。

クエン酸を薄めに溶かしたり、ストローを使って歯につかないように摂取するか、歯につく場合には、服用後に水で口をすすぐのが良いと思います。

クエン酸が酸っぱいのは酸性だからです。味覚の基本は甘味・塩味・酸味・旨味・苦味の５種類で、舌の舌乳頭という小さな突起部に存在する味蕾《みらい》という味を検出するセンサー（化学受容体）でこれらの味覚を感じています。

クエン酸は弱酸性で、酸味を検出する受容体を刺激するので、酸っぱい味を感じます。クエン酸を重曹（炭酸水素ナトリウム）で中和すると酸味は感じなくなります。酸味が強くて飲みにくいときはアルカリ性の飲料に混ぜると飲みやすくなります。

◆クエン酸と重曹の併用の仕方

クエン酸と重曹（炭酸水素ナトリウム、重炭酸ナトリウムともいう）を混ぜると、クエン酸はクエン酸ソーダ（クエン酸ナトリウム）になって、体内でのクエン酸としての働きは残ります。

しかし、重曹（$NaHCO_3$）は二酸化炭素と水に分解されます。つまり、クエン酸と重曹を混ぜると、クエン酸ナトリウムと二酸化炭素と水になります。

クエン酸の作用だけが目的の時は、重曹で中和して飲みやすくするのは問題ありません。ただ、重曹（炭酸水素ナトリウム）をがん組織の酸性化を中和する目的で飲用する場合は、クエン酸と混ぜると効果が減弱します。

がんの代替療法の中に「アルカリ療法」があり、これは重曹を飲用して、がん組織をアルカリにする方法です。

第5章で解説したように、がん細胞は乳酸の産生が亢進し、がん組織周囲は水素イオンが増えて酸性化しています。この酸性化はがん細胞の浸潤や転移や血管新生を促進し、免疫細胞の働きを阻害しています。そのため、重曹を飲用してがん組織の水素イオンを中和して酸性度が低下すると、がん細胞の悪性度を低下させ、増殖や浸潤や転移を抑制する効果があります。免疫細胞の働きも良くなります。

実際に、重曹の入った飲料を与えると、がん組織の増大が抑制され、抗がん剤治療や免疫療法の効果が増強することが、マウスの実験で確かめられています。

このようなアルカリ療法の目的で重曹を飲用している場合は、クエン酸と混ぜると意味が無くなります。重曹による水素イオンを中和する能力が無くなるからです。

がん組織をアルカリ化することはがん細胞の増殖を抑え、免疫細胞によるがん細胞の攻撃を助けます。クエン酸は乳酸産生を低下させ、重曹はがん組織の水素イオンを中和して酸性度を低下させます。したがって、クエン酸と重曹の摂取は有効です。

ただし、分けて摂取します。重曹は１日に10から20ｇ程度を目安にします。重曹は空腹時に摂取し、クエン酸は食後に摂取します。

食後は胃酸が分泌されて重曹を摂取すると胃内で重曹と胃酸が反応して二酸化炭素が発生してゲップになってしまいます。したがって、重曹は胃酸が分泌されていない空腹時が良いと言えます。一方、クエン酸は空腹時に服用すると胃粘膜の刺激になるので、食後に摂取します。

このように別々に摂取すれば、クエン酸と重曹の両方の抗がん作用が期待できます。

9章

クエン酸の脂肪酸合成促進作用を阻害するメトホルミン

がん細胞は脂肪酸の合成が亢進しています。脂肪酸は細胞膜を構成し、細胞が分裂して数を増やすためには脂肪酸が必要だからです。

クエン酸は脂肪酸合成の材料となり、細胞質にクエン酸が増えると脂肪酸合成が促進されます。がん細胞内のクエン酸を増やすときには、同時に脂肪酸合成を阻害する必要があります。

◆代謝には異化と同化がある

代謝というのは生命体が生命を維持し活動するための化学反応です。

この代謝は、高分子の物質を分解してエネルギー分子のＡＴＰを産生する「異化《いか》」と、より低分子の化合物からＡＴＰのエネルギーを使って高分子の生体成分を作り出す「同化《どうか》」に分けられます。

生物は食物である糖や脂肪やタンパク質を取り込んで、それらを分解する過程で生命活動に

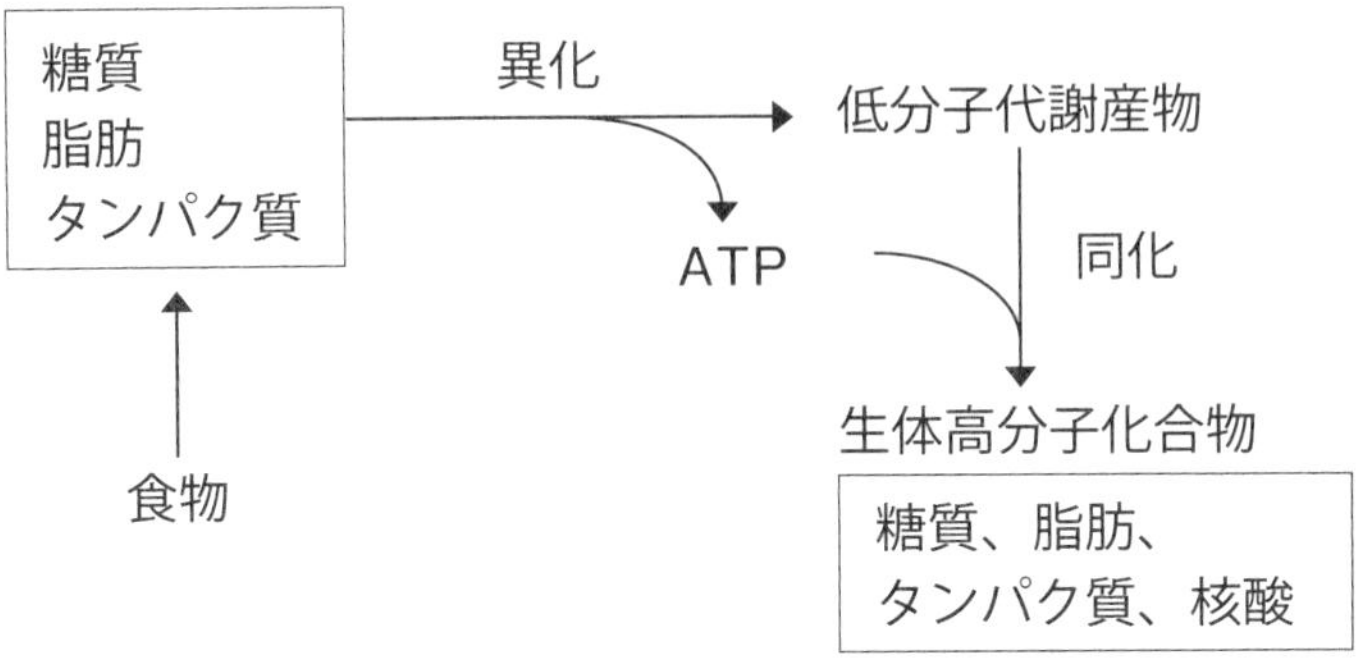

図17：食事から摂取した高分子の栄養素（糖質、脂肪、タンパク質）は、細胞内で分解されて低分子代謝産物に変換される。この反応を異化と言い、栄養物質の分解過程でエネルギー（ATP）が産生される。逆に、低分子代謝産物とATPのエネルギーを使って生体内の高分子化合物（糖質、脂肪、タンパク質、核酸など）を作り出す反応を同化という。

必要なエネルギーを得ています。

ヒトが摂取する栄養素は、糖質、脂肪、タンパク質など分子内に多数の化学結合をもつ高分子化合物です。

これらの高分子化合物を分解することにより、結合エネルギーをＡＴＰに変換する反応が異化です。食物の分解（異化）によって生命活動に必要なエネルギーを産生しています。

また、異化によって得たエネルギーや低分子化合物を使って、細胞を構成する脂肪やタンパク質や多糖体などの高分子化合物を合成しています。

このようにエネルギー（ＡＴＰ）を消費して、より低分子の化合物から細胞を構成する高分子化合物を作り出す反応を「同化」といいます（図17）。

がん細胞では、エネルギー産生（異化）と物質合成（同化）を同時に亢進することによって、細胞を増やすことができます。そのため、がん細胞は栄養素の取り込みと細胞内での物質代謝が亢進しています。

◆がん細胞は新規の脂肪酸合成が亢進している

がん細胞が増殖するためには、細胞分裂するためのエネルギーと物質合成の材料が必要です。このエネルギー産生と物質合成の材料がグルコースです。

がん細胞の代謝において最大の特徴は、グルコースの取り込みと解糖系が亢進していることです。酸素を使ったミトコンドリアでのエネルギー産生が抑制され、酸素を使わない解糖系でのグルコースの分解が亢進しています。その結果、乳酸の産生が増えています。

これはワールブルグ効果として知られています。酸素が十分に存在する条件でも解糖系でのグルコース代謝が亢進しているので好気性解糖《こうきせいかいとう》とも言います。

もう一つの特徴は、新規の脂肪酸合成が亢進していることです。

脂肪酸は炭素原子と水素原子で構成された長いひも状の構造をしています。細胞はグルコースの代謝産物から脂肪酸を合成できます。脂肪酸は、細胞の周囲や内側を構成する膜の主成分となっているリン脂質を作る材料になります。

正常細胞では、食事から摂取した外来性脂質が積極的に利用され、脂質の新規合成経路が抑制されています。脂肪酸の新規合成にはエネルギーが必要であるため、エネルギーを節約する観点からは、食事から摂取した脂肪酸をそのまま利用する方が良いといえます。

一方、がん細胞では食事からの外来性脂質の摂取が多くても、それを利用しようとせず、エネルギーを消費してでも自分で新たに合成する方を選択しているのです。

細胞の膜はリン脂質でできています。リン脂質は、構造中にリン酸エステル部位をもつ脂質の総称です。脂質二重層を形成して糖脂質やコレステロールと共に細胞膜の主要な構成成分となるほか、生体内でのシグナル伝達にも関わっています。

リン脂質はがん細胞内で新規に合成された脂肪酸をリン酸化して作られます。がん細胞が分裂して増殖するためには、細胞の構成成分を作ることが必要です。細胞膜の主な構成成分であるリン脂質を作るために新規の脂肪酸合成が亢進しているのです。

◆脂肪酸合成が多いほど増殖速度が高い

脂肪酸は細胞膜の構成成分としての役割以外にも、がん細胞が必要とする理由はいくつかあります。

脂肪酸のパルミチン酸がある種のタンパク質に結合すると（パルミトイル化修飾という）、そのタンパク質の活性が変化します。

パルミトイル化反応とは、パルミチン酸などの脂肪酸を膜タンパク質のシステイン残基に共有結合させる反応のことです。パルミトイル化によって、タンパク質の疎水性が高まり、細胞膜との親和性が高まります。また、細胞膜を通過する細胞間のタンパク質輸送やタンパク質間相互作用にも関わっています。

ＲａｓやＷｎｔなどのがん化にかかわるシグナル伝達因子のパルミトイル化修飾によってがん細胞の増殖が促進されます。

Ｒａｓは低分子ＧＴＰ結合タンパク質で、細胞のがん化に大きく関わるがん遺伝子の一種です。Ｗｎｔは分子量約４万の細胞外分泌糖タンパク質で、細胞の様々なシグナル伝達系を制御しています。脂肪酸が代謝されてできる物質が細胞増殖を促進するシグナル伝達に関与する可能性も指摘されています。すなわち、リン脂質がホスホリパーゼＡ２などの酵素によって分解されて生じるホスファチジン酸やリゾホスファチジン酸、あるいはアラキドン酸などの各種脂肪酸は、シグナル伝達において重要な役割を担っていることが明らかになっています。

このように、様々な理由でがん細胞では脂肪酸合成が亢進しており、脂肪酸合成の亢進ががん細胞の増殖や転移に関与していることが明らかになっています。

脂肪酸合成酵素の発現量が多いほど、がん細胞は抗がん剤が効きにくく、予後が悪い（再発や転移をしやすく、生存期間が短い）ことが多くのがんで報告されています。

したがって、脂肪酸合成酵素の阻害剤はがん治療薬開発で注目されています。

◆クエン酸は脂肪酸合成を促進する

がん細胞内に増えたクエン酸はフィードバック機序で解糖系を阻害して、がん細胞のエネルギー産生と物質合成を阻害する作用があります。

一方、クエン酸は脂肪酸合成の材料となり、脂肪酸合成を促進します。つまり、細胞質内のクエン酸を増やすときには、同時に脂肪酸合成を阻止する必要があります。

クエン酸回路で合成されたクエン酸の一部は、ミトコンドリアを出て細胞質へ移行し、脂肪酸の合成に利用されます。アセチルＣｏＡはミトコンドリアを通過できないのですがクエン酸は通過できます。

ミトコンドリアにはクエン酸を通す通路（キャリアア）が存在します。ＴＣＡサイクルでできたクエン酸がミトコンドリアの外に出てアセチルＣｏＡに変換された後、脂肪の合成に使用されます。

がん細胞ではアミノ酸のグルタミンの取り込みも亢進しています。がん細胞のミトコンドリアでは、ＴＣＡ回路の順行性の代謝に加えて、グルタミン由来のαケトグルタル酸からＴＣＡ回路を逆行してクエン酸を増やすルートも亢進しています（図18）。

クエン酸からアセチルＣｏＡに変換する酵素がアデノシン3リン酸クエン酸リアーゼ（ＡＴＰクエン酸リアーゼ）です。アセチルＣｏＡと二酸化炭素の縮合反応によりマロニルＣｏＡを生成する酵素がアセチルＣｏＡカルボキシラーゼです。

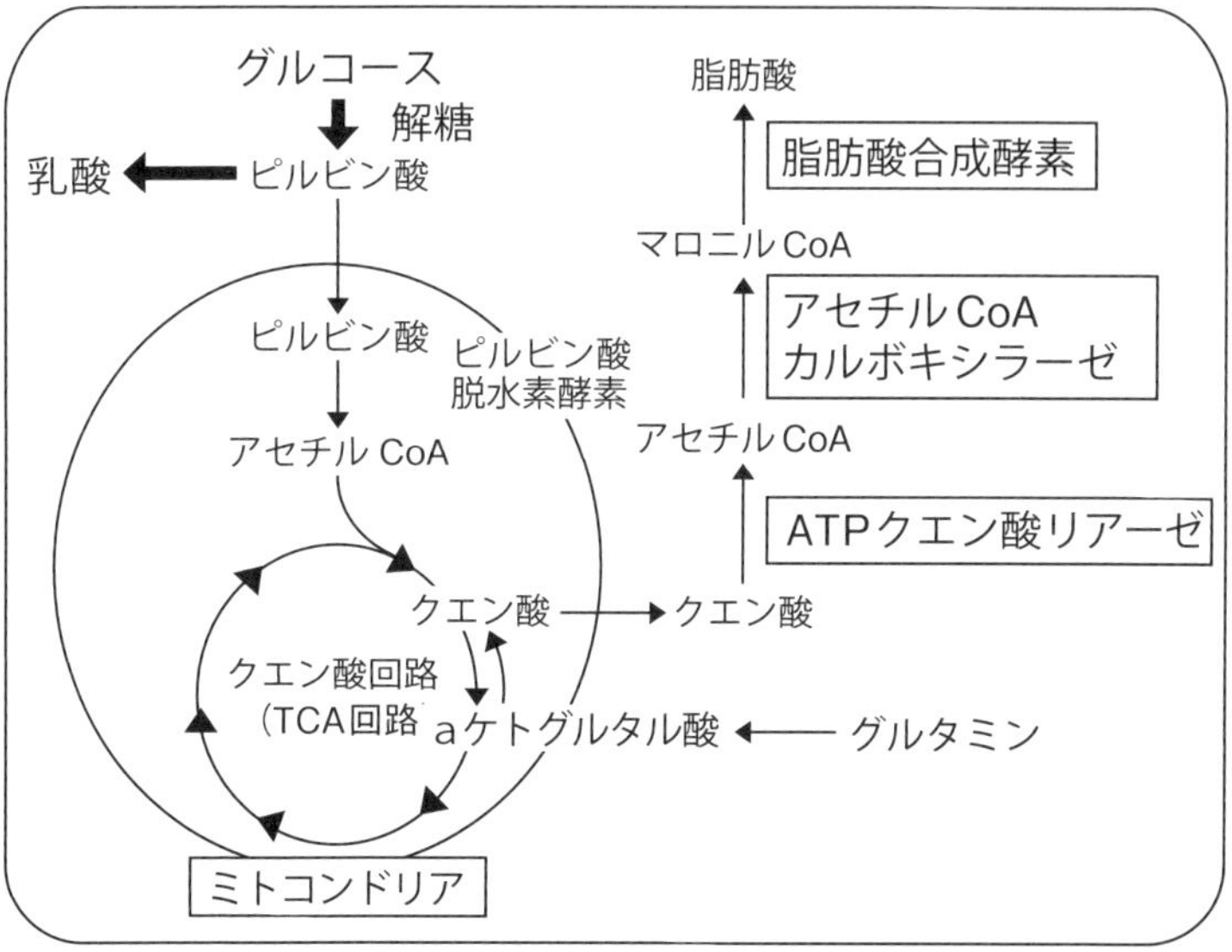

図18：TCA回路で産生されたクエン酸の一部は細胞質でアセチルCoAに変換され、さらにマロニルCoAから脂肪酸が合成される。がん細胞は細胞の数を増やすために脂肪合成が亢進しており、脂肪酸合成に関与する酵素の活性が亢進している。クエン酸はアセチルCoAカルボキシラーゼの活性を高めて脂肪酸合成を促進する。TCA回路の順行性の代謝に加えて、グルタミン由来のαケトグルタル酸からTCA回路を逆行してクエン酸を増やすルートも亢進している。

アセチルCoAカルボキシラーゼは脂肪酸合成の律速酵素で、クエン酸が増えると活性が亢進します。つまり、細胞質内でクエン酸が増えると、ポジティブフィードバック機序で脂肪酸合成を促進するように作用するのです。

アセチルCoA、マロニルCoA、NADPHの縮合反応により炭素数16個の飽和脂肪酸であるパルミチン酸を合成する酵素が脂肪酸合成酵素です。

脂肪酸合成に関わる酵素は、正常細胞では肝臓、脂肪組織、分泌乳腺で高い発現が見られますが、それ以外の組織ではほとんど発現していません。肝臓と脂肪組織では余ったエネルギーを脂肪として貯蔵する役割があり、分泌乳腺では乳汁中の脂肪を作るために発現しています。

新規の脂肪酸合成に関与する酵素の活性を阻害したり抑制すると、がん細胞の増殖を抑えたり、死滅させることもできます。

さらに、クエン酸から脂肪酸合成の経路を阻害することは、細胞質内のクエン酸濃度を高めて、解糖系を阻害する効果を高めることになります。

◆細胞内のエネルギー量を感知して代謝を制御するＡＭＰ活性化プロテインキナーゼ

細胞内にはエネルギー（ＡＴＰ）の量を感知してＡＴＰの産生と消費を制御する仕組みがあります。その中心的役割を担っているのがＡＭＰ活性化プロテインキナーゼ（ＡＭＰＫ）というタンパク質です。

グルコース欠乏や低酸素などにより細胞内ＡＴＰ量が減少すると、ＡＭＰ／ＡＴＰ比の増加に伴いＡＭＰＫが活性化されます。

ＡＭＰＫはエネルギー消費の抑制（同化抑制）とエネルギー産生の亢進（異化促進）へと細胞の代謝をシフトさせる働きがあります。

ＡＭＰＫは触媒作用を持つαサブユニットと、調節作用を持つβサブユニットとγサブユニットから構成されるヘテロ三量体として存在します。

運動やカロリー制限や虚血や低酸素などによってＡＴＰが減少してＡＭＰ／ＡＴＰ比が上昇すると、γサブユニットに結合していたＡＴＰがＡＭＰに置換します。

これによってＡＭＰＫの構造変化が起こると、ＬＫＢ１というリン酸化酵素の親和性が高まり、αサブユニットのスレオニン172がリン酸化されると、さらにAMPKの活性が高まります。

カルモジュリンキナーゼキナーゼβ（CaMKKβ）もスレオニン172をリン酸化してAMPK活性を亢進します。活性化したAMPKは異化を亢進してエネルギー産生を亢進し、物質合成を抑制するように代謝をシフトします（図19）。

糖尿病治療薬のメトホルミンはミトコンドリアの呼吸鎖を阻害してATP産生を低下させる機序でAMPKを活性化します。ビタミンD3は細胞内のフリーのカルシウムを増加させ、カルモジュリンキナーゼキナーゼβ（CaMKKβ）を活性化させてAMPK活性を亢進します。

◆メトホルミンはAMPKを活性化して脂肪酸合成を抑制する

メトホルミン（metformin）は、世界中で1億人以上の2型糖尿病患者に使われているビグアナイド系経口血糖降下剤です。

メトホルミンは、ミトコンドリアの呼吸鎖の最初のステップである呼吸酵素複合体Ⅰを阻害

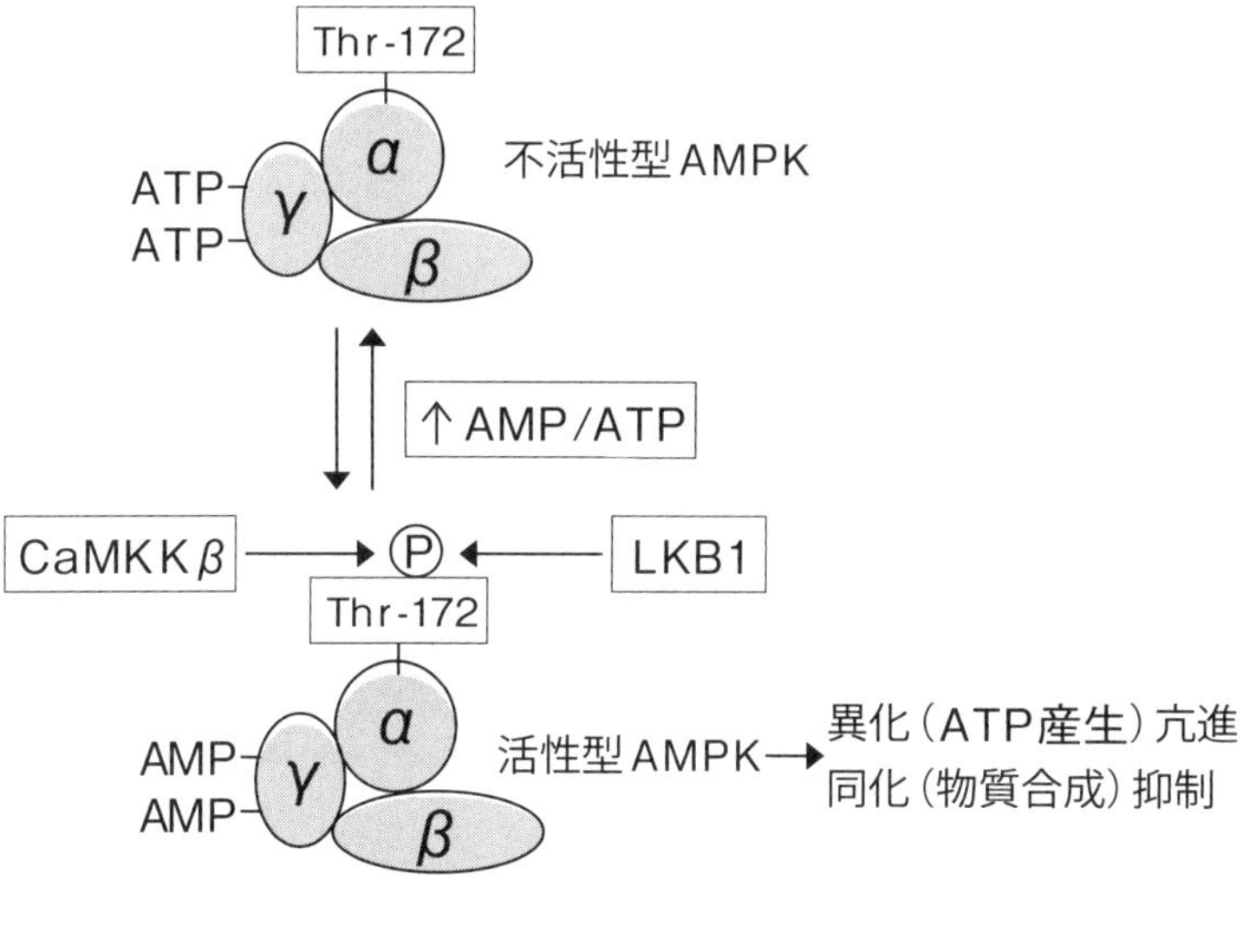

図19：AMPKはα、β、γの３つのサブユニットからなり、細胞内のATPが減少するとγサブユニットに結合していたATPがAMPに置換する。これによってAMPKの構造変化が起こると、LKB1というリン酸化酵素の親和性が高まり、αサブユニットのスレオニン172がリン酸化されると、さらにAMPKの活性が高まる。カルモジュリンキナーゼキナーゼβ（CaMKKβ）もスレオニン172をリン酸化してAMPK活性を亢進する。活性化したAMPKは異化を亢進してエネルギー産生を亢進し、物質合成を抑制するように代謝をシフトする。

することが明らかになっています。

さらに、ミトコンドリアのグリセロールリン酸脱水素酵素を阻害することも報告されています。その結果、ミトコンドリアでのＡＴＰ産生が減少し、ＡＭＰ／ＡＴＰの比が上昇し、ＡＭＰ活性化プロテインキナーゼ（ＡＭＰＫ）が活性化されます。

活性化したＡＭＰＫは、肝臓の糖新生を抑制し、解糖を亢進し、骨格筋でのグルコース利用を促進して血糖を低下させます。

すなわち、メトホルミンの血糖降下作用はミトコンドリアにおけるＡＴＰ産生の阻害によって体内のＡＴＰ量が減少するためです。

ＡＴＰを増やすために、グルコースの分解（異化）を促進し、糖新生（同化）を抑制するので血糖が低下します。

前に説明したように、「異化」と言うのは高分子の物質を分解してエネルギー（ＡＴＰ）を産生することで、「同化」はより低分子の化合物から高分子の生体成分を作り出すことです。つまり、メトホルミンはＡＭＰＫを活性化して異化を促進し同化を抑制するので、タンパク質やグリコーゲンや糖質や脂肪酸やコレステロールの合成を阻害します。

ＡＭＰＫは脂肪酸合成を促進するアセチルＣｏＡカルボキシラーゼと脂肪酸合成酵素の活性

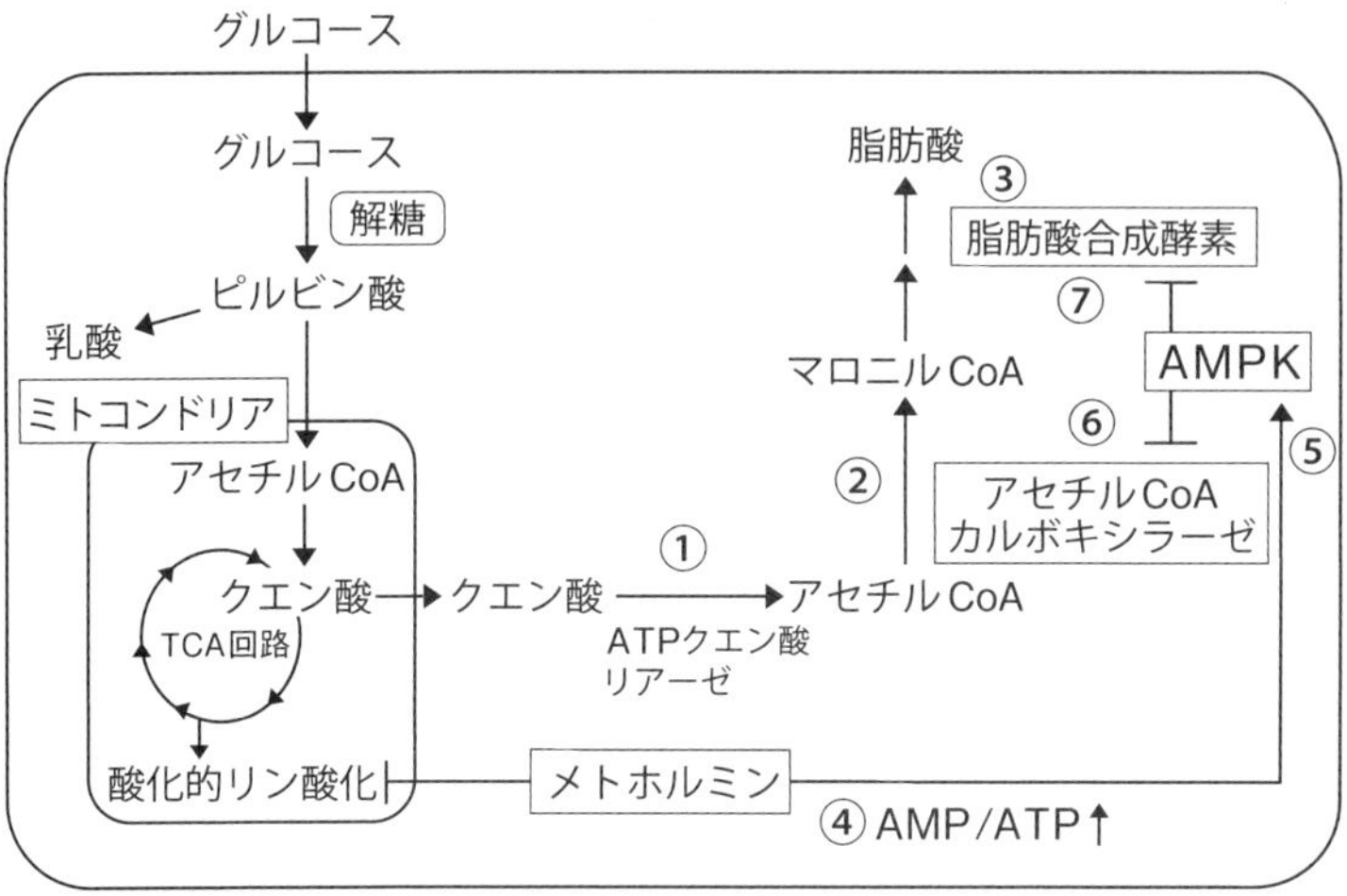

図20： ミトコンドリアのTCA回路で生成されたクエン酸は、細胞質でATPクエン酸リアーゼによってアセチルCoAに変換され（①）、アセチルCoAカルボキシラーゼによってマロニルCoAに変換され（②）、脂肪酸合成酵素によって脂肪酸が合成される（③）。
メトホルミンはミトコンドリアの呼吸酵素を阻害する機序でATP産生を阻害してAMP/ATP比を上昇させ（④）、AMP活性化プロテインキナーゼ（AMPK）を活性化する（⑤）。
活性化したAMPKはアセチルCoAカルボキシラーゼ（⑥）と脂肪酸合成酵素を阻害する（⑦）。その結果、がん細胞の増殖を抑制する。

を阻害します（図20）。

第7章で解説したジクロロ酢酸ナトリウムはピルビン酸脱水素酵素を活性化してピルビン酸からアセチルＣｏＡの変換を亢進します。メトホルミンは脂肪酸合成を阻害してクエン酸の消費を抑制します。つまり、メトホルミンとジクロロ酢酸ナトリウムの併用は細胞内のアセチルＣｏＡを増やします。

メトホルミンとジクロロ酢酸ナトリウムの併用が抗がん作用を相乗的に増強することが複数の実験系で報告されています（文献22・23）。

◆ＡＭＰＫ活性化はタンパク質のアセチル化を増やしてがん細胞の増殖を抑制する

ＡＭＰＫを活性化して脂肪酸の合成を阻害すると、細胞質のクエン酸とアセチルＣｏＡが増えます。クエン酸はがん細胞の解糖系を阻害する作用などによって抗腫瘍効果を発揮します。アセチルＣｏＡが増えると、核内タンパク質のヒストンや多くのタンパク質のアセチル化を引き起こして、がん細胞の増殖を抑える効果があります。

タンパク質は様々な翻訳後修飾を受けて機能が変化します。このようなタンパク質の翻訳後修飾の一つに「アセチル化」があります。アセチル化というのはアセチル（CH_3CO-）基が結合することです。

例えば、ＤＮＡとヒストンの結合を緩くする機序として、「ヒストンのアセチル化」という現象があります。ヒストンのＮ末端領域のリシン残基のアミノ基（$-NH_2$）がアセチル化という修飾を受けるとアミド（$-NHCOCH_3$）に変換し、リシン残基の塩基性が低下して酸性のＤＮＡとの親和性が無くなり、ＤＮＡからヒストンが離れ、ＤＮＡが露出することになります。

一般的に、ヒストンが高度にアセチル化されている領域の遺伝子は転写が活発に行われていることを示しています。すなわち、ヒストンのアセチル化は遺伝子発現を促進（正に制御）し、反対に、ヒストンが脱アセチル化（低アセチル化）されることにより遺伝子発現は抑制（負に制御）されると考えられています。

ヒストンのアセチル化と脱アセチル化の反応は「ヒストンアセチル基転移酵素」と「ヒストン脱アセチル化酵素」によってダイナミックに制御されており、遺伝子発現のＯＮ／ＯＦＦのメインスイッチになっていると考えられています。アセチル基はグルコースや脂肪酸の分解によって産生されるアセチルCoAが使われます。

タンパク質のアセチル化は、ヒストンだけでなく、非ヒストンタンパク質にも起こります。アセチル化を受けるタンパク質が多数知られており、これらの非ヒストンタンパク質のアセチル化は、タンパク質の安定性や局在や他のタンパク質やDNAとの相互作用などに影響して、がん細胞の発生や増殖や転移などに関与しています。

通常、ヒストンや非ヒストンタンパク質のアセチル化はがん細胞の増殖を抑制する方向で働きます。例えば、脂肪酸合成酵素はアセチル化によってユビキチン-プロテアソーム経路で分解が促進されることが報告されています（文献24）。

分解の亢進は、脂肪酸合成酵素の活性を低下させて、がん細胞の増殖を低下させます。

したがって、細胞内でクエン酸を増やし、脂肪酸合成を阻害すれば、細胞内でアセチルCoAが増えて、がん細胞の増殖が抑制されることになります。

10章

メバロン酸経路を阻害するスタチンとトコトリエノール

細胞質内のクエン酸は脂肪酸の原料になると同時に、メバロン酸経路によって細胞増殖に必要なイソプレノイドやコレステロールを合成する原料になります。メバロン酸経路を阻害するとがん細胞の増殖を抑制し、細胞死を誘導できます。

◆コレステロールはがん細胞の発生と増殖を促進する

肥満やメタボリック症候群は乳がんや大腸がんなど多くのがんの発症リスクを高めます。肥満やメタボリック症候群は、インスリンやインスリン様成長因子-1（IGF-1）の血中濃度を高めます。インスリンとIGF-1は様々ながんの発症と増殖を促進します。

さらに肥満やメタボリック症候群はコレステロールの血中濃度を高めます。コレステロールががん細胞の発生や増殖を促進することが多くの研究で示されていますが、そのメカニズムは単純ではなく、まだ不明な点が多く残されています。

例えば、細胞膜でコレステロールが増えると、細胞膜の流動性に影響し、さらに脂質ラフト（Lipid Raft）の構造にも影響して、その結果、シグナル伝達系にも影響する可能性が指摘されています。

ラフト（Raft）とは筏《いかだ》のことで、細胞膜中に特定の脂質（スフィンゴミエリンやコレステロールなど）とタンパク質（受容体など）が集合した領域が筏のように浮かんでいる構造を脂質ラフトと言い、シグナル伝達や物質輸送などで重要な役割を果たしています。細胞内のコレステロールの量が脂質ラフトの働きに影響します。

コレステロールはアセチルCoAからメバロン酸を経由して合成されます。この生合成経路をメバロン酸経路と言います。アセチルCoAはグルコースや脂肪酸などの分解によって生成されます。

細胞内でメバロン酸経路は、コレステロールだけでなく細胞の増殖や機能に重要な働きを持つ多くの物質を産生しています。

例えば、細胞内シグナル伝達系のスイッチとして働くGTP結合タンパク質の機能にメバロン酸経路の中間代謝産物のファルネシル・ピロリン酸とゲラニルゲラニル・ピロリン酸が必要です。

ＧＴＰ結合タンパク質（Ｇタンパク質）はＧＴＰ加水分解（GTPase）活性をもつタンパク質の総称で、この内、低分子量Ｇタンパク質群（Ras, Rho など）は分子量が2万〜3万のタンパク質で、これまで１００種類以上報告されています。

ＲａｓやＲｈｏはがん遺伝子として知られています。つまり、ＲａｓやＲｈｏの活性が亢進すると細胞の増殖が促進されます。

ＲａｓやＲｈｏといったＧＴＰ結合タンパク質（Ｇタンパク質）が機能を発揮するためにはＧタンパク質がプレニル化という修飾を受ける必要があります。

プレニル化反応（Prenylation）とは、疎水性のプレニル基を付加する反応のことです。プレニル基とは、炭素数5のイソプレン単位で構成される構造単位の総称ですが、このプレニル基はメバロン酸経路で合成されます。

ＲａｓやＲｈｏなどの低分子量Ｇタンパク質は、そのほとんどでC末端から4番目のアミノ酸残基がシステインであり、ファルネシル基やゲラニルゲラニル基などの脂肪酸が結合しており、この脂質修飾により細胞膜に直接結合できるようになります。

すなわち、低分子量Ｇタンパク質はイソプレニル化（ファルネシル基やゲラニルゲラニル基の結合）を受けた後に細胞膜に移行し、細胞外からの情報を細胞内に伝達する働きをします。ＫＲａｓは上皮成長因子受容体（EGFR）のシグナル伝達経路において重要な役割を担う低分子量Ｇタンパク質の一つです。そのシグナル伝達経路は複雑なカスケードを構成し、がんの発生と進行に関与しています。

特に、膵臓がんのほとんどでＫＲａｓ遺伝子の変異による異常活性化が認められています。ＫＲａｓはファルネシル化を受けて細胞膜に結合することによって機能を果たすことができます。

また、がん細胞の増殖を促進するインスリン様成長因子-1（IGF-1）の受容体の働きにも、メバロン酸経路の代謝産物が必要で、メバロン酸経路の阻害がＩＧＦ-1受容体の働きを阻害して、がん細胞の増殖を抑制することが知られています。

クエン酸がＩＧＦ-1の活性化を阻害することは第6章で言及しています。したがって、クエン酸摂取とメバロン酸経路の阻害はＩＧＦ-1の活性を相乗的に阻害できることになります。

このように、がん細胞のメバロン酸経路を阻害することは、がん細胞の増殖を抑制することになります。

◆コレステロールはアセチルＣｏＡを材料にして体内で合成される

コレステロールは、動物細胞にとっては生体膜の構成物質の一つであり、細胞膜の流動性や機能の調節に重要な働きを行っています。さらにシグナル伝達など様々な生命現象に関わる重要な化合物で、生体内に広く分布します。

コレステロールは食物にも含まれていますが、体内のコレステロールのうち、食事由来は３割程度で、７割くらいはグルコースや脂肪酸を材料にして体内（肝臓や皮膚、腸粘膜、副腎、卵巣、精巣など）で合成されています。

コレステロールはアセチルＣｏＡからメバロン酸経路で作られます。メバロン酸経路の律速酵素は３−ヒドロキシ−３−メチルグルタリルＣｏＡレダクターゼ（3-hydroxy-3-methylglutaryl-CoA reductase：HMG-CoA 還元酵素）です。

一連の化学反応系において、全体の反応速度を決定する反応を律速段階と言い、その反応に関わる酵素を律速酵素と言います。

HMG-CoA 還元酵素を阻害すると肝臓でのコレステロール生合成を抑制することができるた

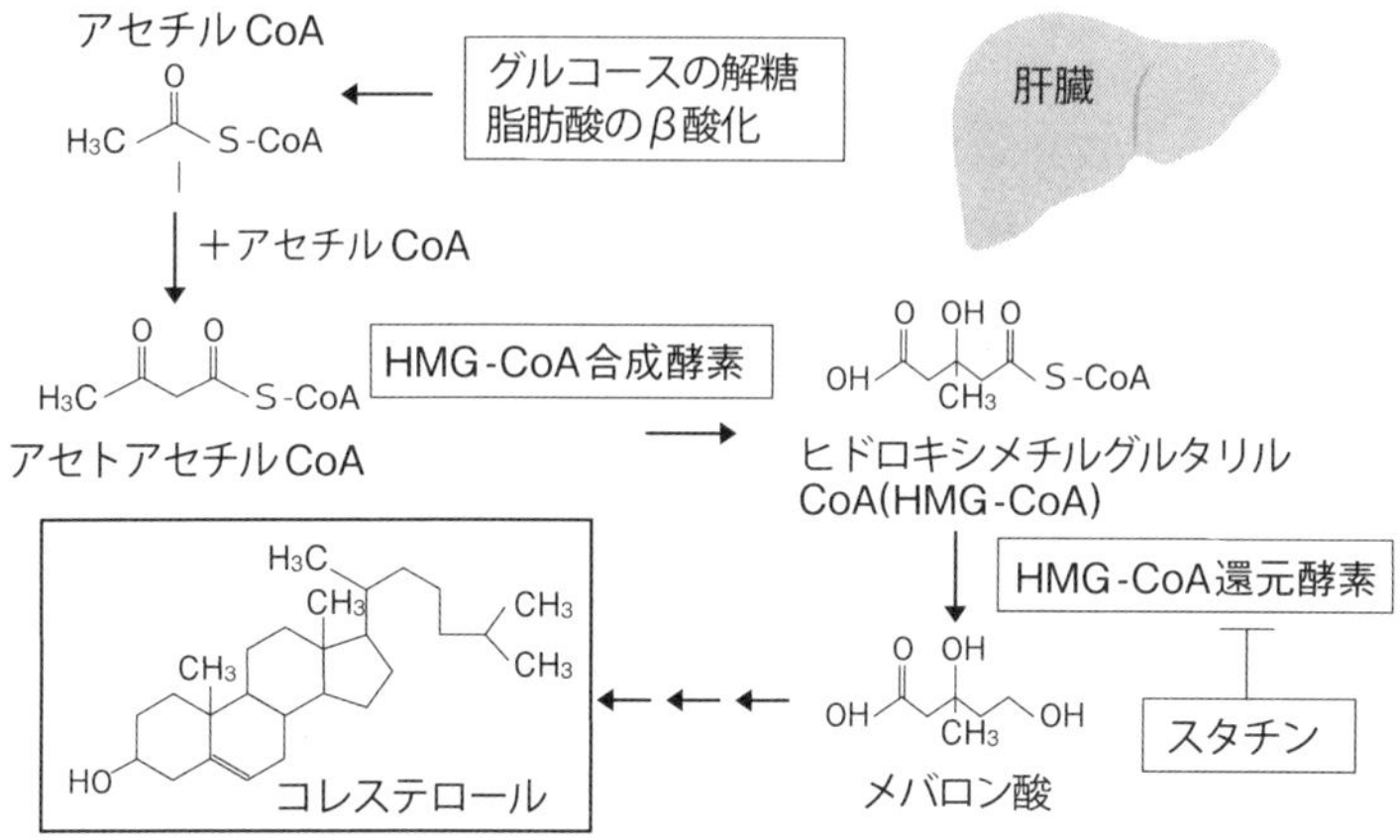

図21：スタチンは肝臓においてヒドロキシメチルグルタリル-CoA（HMG-CoA）からメバロン酸に変換するHMG-CoA還元酵素を阻害することによってコレステロール合成を抑制する。

め、多くのHMG-CoA還元酵素阻害剤が開発され高脂血症治療薬として臨床で使われています。

　このようなHMG-CoA還元酵素の働きを阻害することによって血液中のコレステロール値を低下させる薬（HMG-CoA還元酵素阻害剤）の総称をスタチン（Statin）といいます（図21）。

　最初のスタチンであるメバスタチンは1973年に青カビの一種から発見され、それ以降、様々な種類のスタチンが開発され、高コレステロール血症の治療薬として世界各国で使用されています。

　近年の大規模臨床試験により、スタチン

は高脂血症患者での心筋梗塞や脳血管障害の発症リスクを低下させる効果があることが明らかにされています。

細胞内でメバロン酸経路は、コレステロールだけでなく細胞の増殖や機能に重要な働きを持つ多くの物質を産生し、その結果、メバロン酸経路の律速酵素である HMG-CoA 還元酵素の阻害はがん治療への利用が検討されています。

しかし、スタチンによる抗腫瘍効果は薬剤の種類によって異なります。つまり、スタチンには水溶性のものと脂溶性のものがあり、がん細胞に対する効果を期待するには脂溶性のものを使う必要があります。

水溶性スタチンは肝臓細胞膜に存在する有機アニオン輸送体によって細胞内に取り込まれるので、肝細胞に選択的に取り込まれます。

一方、脂溶性スタチンは細胞膜透過性が良いので、あらゆる臓器・組織の細胞内へ移行し得ます。

つまり、肝臓におけるコレステロール産生を抑制する目的では、他の細胞に影響が少ない点で水溶性スタチンの方が良いのですが、がん細胞に取り込まれて、メバロン酸経路を阻害して増殖抑制効果を期待するには脂溶性のものを使う必要があります。

スタチンの中で最も脂溶性の高いのがシンバスタチン（simvastatin）で、乳がんなど様々ながんの患者さんがシンバスタチンを服用すると再発率が顕著に低下し、生存期間を延ばすことが報告されています（文献25）。

◆コレステロールの産生はフィードバック調節によって制御されている

さて、コレステロール合成やメバロン酸経路の阻害の目的であれば、スタチンの使用だけで目的を達成できるようにも思います。

しかし、これには問題もあります。スタチンでHMG-CoA還元酵素の活性を阻害すると、細胞はHMG-CoA還元酵素の産生を増やしたり、分解を阻止して、HMG-CoA還元酵素の量を増やすメカニズムが作動するからです。

多くの酵素反応はフィードバック機序で制御されており、HMG-CoA還元酵素の活性が阻害されると、その産生産物（コレステロールなど）の低下を感知して、細胞はHMG-CoA還元酵素の量を増やすのです。

代謝系のある段階の反応が、その系の下流の産物によって阻害されることをネガティブフィードバック調節と言います。

代謝経路でその後に続く産物が高濃度に存在すると、その代謝系での反応がそれ以上必要ないので、酵素活性を阻害して反応を止める制御です。

逆に、代謝系の下流の産物が少なくなると、その代謝系の酵素を増やして、合成速度を促進する制御が働きます。代謝系のフィードバック制御に関しては第6章で解説しています。

コレステロールは多くの生物学的過程で必須な働きを担っているので細胞内のコレステロール量が不足すると細胞機能に支障をきたします。

しかし、コレステロールが過剰に合成されると細胞に毒性を示します。したがって、細胞内のコレステロールのレベルを感知してコレステロール合成を調節する複雑な仕組みが存在します。

メバロン酸経路で産生される様々なイソプレノイドがHMG-CoA還元酵素の発現や分解に作用することが知られています。

◆ビタミンEの一種のトコトリエノールはHMG-CoA還元酵素の分解を促進する

ビタミンE（vitamin E）は脂溶性ビタミンの一種で、ラットを使った実験で、欠乏すると不妊の原因となる食事性因子として1922年に発見されました。

つまり、ビタミンEが不足すると不妊になることが判明し、人間の生殖においてビタミンEが必要であることを明らかにしています。

ビタミンEの中ではα-トコフェロールが最も多く、ビタミンEの研究はα-トコフェロールが主な対象になっていました。

しかし、ビタミンEは8種類の異性体から構成されています。すなわちアルファ（α）、ベータ（β）、ガンマ（γ）、デルタ（δ）-トコフェロールとα、β、γ、δ-トコトリエノールの8種類です。これらは全てビタミンEになります。

ビタミンEはクロマンという分子式$C_9H_{10}O$の環式化合物に炭素数16個の側鎖が付くという構造です。

クロマンにつくメチル基（CH_3）の位置によってアルファ（α）、ベータ（β）、ガンマ（γ）、デルタ（δ）に分けられます。

クロマン構造にそれぞれ炭素数16個からなる側鎖が付いています。トコフェロールは二重結合の無い飽和した側鎖です。フィチル（Phytyl）基という脂肪族側鎖です。

一方、トコトリエノールは3個の二重結合をもつ側鎖で、この構造はファルネシル（Farnesyl）基というイソプレノイドになっています。

イソプレノイド（isoprenoid）というのは、C5単位の「イソプレン」が複数個結合してできた構造で、この部分の存在がHMG-CoA還元酵素の分解を促進する作用と関連しています（図22）。

ビタミンEの中でも、トコトリエノールは、総コレステロール値とLDLコレステロール値を低下させることが示されています。

この作用はトコフェロールにはありません。トコトリエノールがコレステロール値を低下させるメカニズムとして、トコトリエノールのイソプレノイド部分（ファルネシル基）が、コレステロール生成に必要なHMG-CoA還元酵素の量を減らす作用が明らかになっています。

さらに、α-トコフェロールにはがん細胞の発生抑制や増殖抑制の作用は認められませんが、トコトリエノールには様々なメカニズムで抗がん作用を示します。

	R1	R2
α	CH_3	CH_3
β	CH_3	H
γ	H	CH_3
δ	H	H

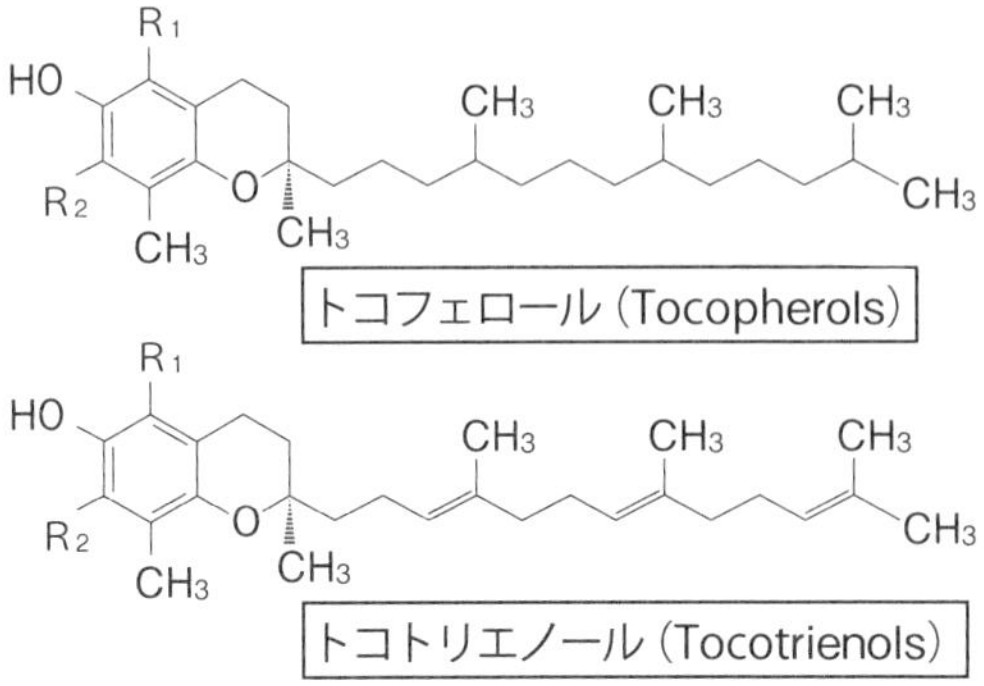

図22：ビタミンEはトコフェロールとトコトリエノールの２種類があり、クロマン（Chromane）という分子式$C_9H_{10}O$の環式化合物に炭素数16個の側鎖が付くという構造を持つ。クロマンにつくメチル基（CH_3）の位置によってアルファ（α）、ベータ（β）、ガンマ（γ）、デルタ（δ）に分けられる。トコフェロールは二重結合の無い飽和した側鎖で、トコトリエノールは３個の二重結合をもつ側鎖で、この構造はイソプレノイドになっている。

この抗がん作用にもイソプレノイド構造によるHMG-CoA還元酵素の阻害作用が関連しています。すなわち、トコトリエノールはイソプレノイド構造を持つ点でトコフェロールと異なる薬効を示すことになります。

ビタミンEが発見されたのは１９２２年ですが、ビタミンEの研究はほとんどαトコフェロールを対象に行われました。天然のビタミンEの多くはαトコフェロールだったからです。

トコトリエノールに関しては１９９０年以前はほとんど研究報告はありません。１９８０年代終わりから１９９０年代に、トコトリエノールのコレステロール低下作用と抗がん作用が報告され始めます。

その後の研究で、トコトリエノールの多彩な健康作用が明らかになり、今ではスーパービタミンEと言われるほど注目されています。

トコトリエノールは強力な神経細胞保護作用、抗酸化作用、抗がん作用、コレステロール低下作用が示されています。

◆トコトリエノールは多彩なメカニズムで抗がん作用を示す

トコトリエノールの抗がん作用が具体的に示されるようになったのは1990年代になってからです。動物発がん実験でトコトリエノールの発がん予防効果が検討され、その発がん予防効果が1990年代から報告されるようになりました。その後、様々な実験系でトコトリエノールの抗がん作用が数多く報告されています。

トコトリエノールはがん細胞の増殖抑制や細胞死（アポトーシス）誘導作用があります。

α型とβ型に比較してγトコトリエノールとδトコトリエノールの2つが強い抗がん作用を

有することが明らかになっています。

トコトリエノールのHMG-CoA還元酵素阻害作用をトコフェロールが阻害するという報告があります。つまり、トコトリエノールをがん治療に使用するときには、γトコトリエノールとδトコトリエノールが多く、トコフェロール（特にαトコフェロール）の入っていないことが重要です。

トコトリエノールの抗がん作用のメカニズムは多彩です。以下のような報告があります（文献26・27）。

①細胞周期を進めるタンパク質の働きを阻害して、細胞の増殖を抑制する
②がん組織の血管新生を阻害する
③がん細胞を排除する抗腫瘍免疫を増強する
④がん細胞の移動を阻害して浸潤や転移を抑制する
⑤細胞死（アポトーシス）を誘導するタンパク質を活性化し、細胞死を阻止するタンパク質を阻害することによって細胞死を誘導する
⑥3-ヒドロキシ-3-メチル補酵素A（HMG-CoA）還元酵素の活性を低下してがん細胞の増殖

を抑制する
⑦Raf-ERKシグナル伝達系などの増殖シグナル伝達系を阻害する
⑧炎症性サイトカインの産生を阻害する

トコトリエノールはがん細胞の増殖や浸潤・転移や生存を促進する多様な因子をターゲットにして、これらを阻害するので、強力な抗腫瘍活性を発揮します。臨床試験でも有効性が示されています。

HMG-CoA還元酵素を阻害するスタチン（特に脂溶性のシンバスタチン）とδ-トコトリエノールが相乗的な抗腫瘍活性を示すことが報告されています（文献28）。

スタチンとδ-トコトリエノールでメバロン酸経路を阻害すると、コエンザイムQ10（CoQ10）の体内産生が阻害されます。CoQ10はミトコンドリアの電子伝達系の構成成分です。CoQ10は肉類や魚介類などの食品に含まれていますが、体内合成を阻害するので、CoQ10をサプリメントで補充するのが良いと思います。

11章

ケトン食は様々な機序で
がん細胞の増殖を抑制する

ケトン食というのは、食事からの糖質摂取を極端に減らし、脂肪の摂取を増やす食事です。グルコースはがん細胞の解糖系でエネルギー産生に使われますが、脂肪酸はミトコンドリアでしかエネルギーを作れません。

したがって、ケトン食は解糖系に依存度が高いがん細胞のエネルギー産生を減らし、増殖を抑制します。

◆インスリンは寿命を短くし、がん細胞の増殖を促進する

線虫やショウジョウバエを使って寿命に関わる遺伝子の研究が行われています。

すなわち、線虫やショウジョウバエの突然変異系統（ミュータント：変異体）の中から寿命が延びた変異体を見つけ、どの遺伝子に突然変異が起きているかを解析すれば、寿命に関連する遺伝子を見つけることができます。

そのような研究によって寿命に関わる遺伝子が多数見つかっていますが、見つかった線虫やショウジョウバエの遺伝子の哺乳類の相同体を解析すると、それがインスリンやインスリン様成長因子-1（IGF-1）の受容体やそのシグナル伝達系に関与する遺伝子だということが明らかになっています。

例えば、線虫の遺伝子で ins-7 と daf-2 と名付けられた遺伝子に突然変異がある変異系統の線虫は寿命が延びていました。そして、これらの遺伝子は哺乳類では、それぞれインスリンとインスリン受容体に相当するものでした。

つまり、インスリンは寿命を短くする作用があるのです。

糖質の多い食事ががんの発生率を高め、がん細胞の増殖や転移や再発を促進することは、多くの動物実験や臨床試験で報告されています。

がん細胞が増殖するためにはエネルギーと細胞を作る材料が必要ですが、そのエネルギー産生と物質合成の材料が糖質を分解してできるグルコースだからです。さらに糖質の多い食事はインスリンの分泌を高めます。

糖質摂取を減らしてがん細胞へのグルコースの利用を減らし、インスリンの分泌を抑えることでがん細胞の増殖を抑制できることが明らかになっています。実際に、マウスにがんを移植する実験系では、エサの糖質のカロリー比を減らすことでがん細胞の増殖抑制効果が認められています。

さらに、遺伝子改変によってがんを自然発症するマウスの実験でも、糖質摂取を減らすことでがんの発生予防効果が示されています。

インスリンの分泌を低下させれば、がん細胞の増殖を抑える効果が期待できます。

第9章で紹介した糖尿病治療薬のメトホルミンはAMP活性化プロテインキナーゼ（AMPK）を活性化してインスリン感受性を高めます。

つまり、インスリンの分泌を低下させる作用があり、この作用もメトホルミンの抗がん作用のメカニズムの一つと考えられています。

◆脂肪酸はミトコンドリアでＡＴＰ産生に使用される

細胞のエネルギー源（ＡＴＰを作る原料）は主にグルコースと脂肪酸です。

穀物や糖類などから体内に吸収されたグルコースは細胞内に取り込まれ、解糖系でピルビン酸まで分解されたあと、ミトコンドリアに入ってアセチルＣｏＡに変換されてＴＣＡ回路で代謝され、さらに電子伝達系における酸化的リン酸化によってＡＴＰが産生されます。

解糖系では1分子のグルコースから2分子のＡＴＰが産生され、ミトコンドリアの酸化的リン酸化では、さらに30〜36分子のＡＴＰが産生されます。

解糖系では酸素を使わないので活性酸素は発生しません。一方、ミトコンドリアの電子伝達系では酸素を使うので、活性酸素が発生します。

脂肪は脂肪酸とグリセロールに分解され、グリセロールは肝臓でグルコースに変換されます。これを糖新生と言います。脂肪酸はミトコンドリアでβ酸化という方法でアセチルＣｏＡに変換されます。

グルコースは解糖系を経てアセチルＣｏＡを作り出しますが、脂肪酸は解糖系では代謝できません。

したがって、脂肪酸の摂取が多いと必然的にミトコンドリアでの代謝が増えます。

脂肪酸の酸化はグルコースの酸化よりも酸素消費が多く、活性酸素の産生が多く、ＡＴＰ産生に時間がかかります。

神経細胞ではβ酸化の酵素の発現が低下して、脂肪酸の分解ができなくなっています。それは、脂肪酸を酸化してエネルギー源にすると、活性酸素の産生が増えて、酸化ストレスが亢進するからと考えられています。脂肪酸をエネルギー源として利用しないためにβ酸化の酵素の発現が低下しているのです。

同様にがん細胞も、活性酸素の産生を減らしたいために、ミトコンドリアでのグルコースや脂肪酸の代謝が低下していると考えることもできます。

◆絶食するとケトン体が増えてくる

私たちの体は、食事で余ったエネルギーを脂肪として貯蔵し、食事が取れないときに貯蔵した脂肪を燃焼させて体が必要とするエネルギーを産生するという仕組みを持っています。グルコースが枯渇した状態で脂肪酸が燃焼するとき、肝臓ではケトン体（アセト酢酸とβ-ヒドロキシ酪酸）という物質ができます。

このケトン体は脳にエネルギー源を供給するために肝臓で作られる物質です。グルコースが無くても細胞は脂肪を分解してエネルギーを産生できます。

しかし、脳の神経細胞は例外です。様々な理由で、脳は脂肪をエネルギー源として利用できないからです。

「ケトン体は私たちの体を動かす重要なエネルギー源である」ということは長い間見逃されてきました。その理由は多々ありますが、ケトン体の最初の発見が、糖尿病性ケトアシドーシスの患者の尿であったことが最も関与しているようです。

ケトン体は19世紀中頃に糖尿病性ケトアシドーシスの患者の尿に大量に含まれることから見つかったので、「ケトン体は脂質の不完全な酸化によって生成される毒性のある不必要な代謝産物である」とこの時代の医師の多くが認識していました。

しかし、20世紀のはじめになると、「ケトン体は、飢餓時や食事からの糖質が不足したときに、肝臓で脂肪酸から産生される正常な代謝産物で、肝臓以外の組織で容易にエネルギー源として利用される」ことが明らかになりました。

さらに、１９２０年代にはケトン体の産生を増やすケトン食が、小児の薬剤抵抗性てんかんの治療に極めて有効であることが明らかになりました。

１９６７年には、長期間の絶食や飢餓時に脳のエネルギー源としてグルコースに代わってケトン体が使用されることが明らかになりました。それまでは、脳のエネルギー源はグルコースのみと考えられていたのです。

1990年代に入ると、食事によってケトン体の産生を高めるケトン食が、グルコースの利用障害のある神経疾患の治療に有効であることが明らかになります。

さらに、パーキンソン病やアルツハイマー病などの脳では、ミトコンドリアの機能異常によって、エネルギー産生が低下していることが多くの研究で明らかになっています。

ケトン体はミトコンドリアでATP産生に効率よく利用され、さらに、神経細胞をフリーラジカルの害から守る作用があるので、ケトン食がパーキンソン病やアルツハイマー病やその他の神経変性疾患（筋萎縮性側索硬化症など）の治療に有効であることが報告されるようになりました。

近年では、ケトン体のβヒドロキシ酪酸がヒストン脱アセチル化酵素の阻害作用によって遺伝子発現に作用してストレス抵抗性の増強や抗老化や寿命延長の効果を発揮することや、炎症を引き起こすNLRP3インフラマソームの活性を阻害することによって抗炎症作用を示す作用、細胞膜の受容体を介して細胞機能に影響する作用などが明らかになっています。

NLRP3インフラマソームは細胞のダメージによって活性化されて炎症性サイトカインの

IL-1βとIL-18を生成し、炎症を引き起こすタンパク質複合体です。NLRP3インフラマソームは慢性炎症を引き起こし、慢性炎症は老化を促進し、2型糖尿病や認知症や動脈硬化性疾患など様々な加齢関連疾患の発症と進展を促進します。

ケトン体のβヒドロキシ酪酸はNLRP3インフラマソームの活性を阻害することによって、老化や加齢関連疾患の発症と進展を抑制することが報告されています。

発見された当時は「代謝異常に伴う毒性物質」と思われていたケトン体が、実際は、極めて多彩で有用な働きを発揮する代謝産物であることが判明したのです。

最近では、ケトン体は様々な老化性疾患を予防し、寿命を延ばす効果も指摘されるようになってきました（文献29）。

◆脂肪酸のβ酸化を亢進する ケトン食と中鎖脂肪酸

ケトン食というのは、体内でケトン体が多く産生されるように考案された食事です。てんかんの治療目的で、絶食療法の代わりとして考案された食事療法で、低糖質と高脂肪を組み合わせて、脂肪の燃焼を促進しケトン体の産生を高めた食事です。

ケトン食において、中鎖脂肪酸を利用すると脂肪酸のβ酸化のレベルをさらに高めることができます。

脂肪はグリセロール（グリセリンともいう）1分子に3分子の脂肪酸が結合した構造をしており、これを中性脂肪（トリグリセリド）といいます。

食事から摂取した脂肪は十二指腸や小腸内で膵液中のリパーゼによって加水分解され、トリグリセリド（中性脂肪）から脂肪酸とグリセロールが分離されます。グリセロールは水溶性なのでそのまま小腸から毛細血管に吸収されます。

脂肪酸は水に不溶性ですが、胆嚢から十二指腸に分泌される胆汁中に含まれる胆汁酸やホスファチジルコリンやコレステロールによって乳化されたミセルを形成します。

ミセルというのは、水になじむ部分（親水基）と油になじむ部分（親油基）をもつ物質が、水の中で親水基を外に親油基を内に向けて球状に会合した粒子です。ミセルは水溶性で受動拡散によって消化管粘膜の吸収上皮細胞内に吸収されます。

脂肪酸が腸管から吸収されるとき、脂肪酸の大きさ（炭素鎖の長さ）の違いによって代謝のされかたが異なります。

炭素数が13以上の長鎖脂肪酸の場合は、腸壁を通り抜けると、腸管粘膜上皮細胞内で再びグリセロールと結合して中性脂肪（トリグリセリド）になりタンパク質などと一緒になってカイロミクロンというリポタンパク質粒子になります。

カイロミクロンはリンパ管から胸管に入り、鎖骨下静脈から大循環系に入って全身に運ばれます。主に脂肪組織や筋肉組織に取り込まれ、一旦貯蔵されてからグリコーゲンが枯渇したときに分解されて、ゆっくりと消費されます。つまり、長鎖脂肪酸はエネルギーとして代謝されにくく、体脂肪として蓄積されやすい脂肪酸です。

炭素数が8〜12の中鎖脂肪酸は胆汁酸によるミセル化は不要で、小腸吸収細胞に容易に吸収され、分子が小さいことから腸管で毛細血管に吸収され、長鎖脂肪酸のように中性脂肪に再合成されず、カイロミクロンを作らずに遊離脂肪酸のまま門脈に入って肝臓へ運ばれ、速やかにエネルギー源となって代謝されます。

中鎖脂肪酸は肝細胞内のミトコンドリアに入り、炭素分子が1つおきに酸化されるβ酸化という過程に入ってアセチルCoAを生じてTCA回路に入って代謝されますが、グルコースの補給が少ない状況ではアセチルCoAはケトン体産生に利用されます。

◆血液中のケトン体が増えた状態をケトーシス（ケトン症）と言う

70kgの平均的な体型の成人で、体脂肪は12kg程度、グリコーゲンの貯蔵は肝臓に100g以下、筋肉に400g以下です。体内のグリコーゲン貯蔵は最大で500gのグリコーゲンは2000キロカロリーに相当します。

したがって、通常は1日の絶食によって肝臓と筋肉のグリコーゲンは消費されてしまいます。そのまま何も食事を摂取しないでグリコーゲンが枯渇すると、グルカゴンが分泌され、インスリンは減少して、脂肪組織から脂肪酸が遊離し、筋肉組織でエネルギー源として利用され、肝臓では脂肪酸からケトン体が産生されます。

通常、朝起きたときのケトン体のレベルは0・1～0・3mMです。食後には減少します。ケトン体（主にβヒドロキシ酪酸）の濃度は、24時間の絶食で0・3～0・5mM（mmol／L）、2～3日間の絶食で1～2mMと増えていきます。

血液中にケトン体が増えている状態をケトーシス（ケトン症）と言います。通常は血中のグルコース濃度は4～5mM程度に対して、ケトン体の血中濃度は0・3mM以下と極めて低値です。

しかし、絶食すると数日で増え始め、10日くらいするとグルコース濃度を超え、脳の神経細胞もケトン体が主なエネルギー源になります。

絶食時にケトン症が起こるのは、脳の神経細胞にエネルギー源を供給するための生理的な現象で、生理的ケトーシスと言います。生理的ケトーシスという用語はＴＣＡ回路（クエン酸回路）を発見したハンス・クレブスが最初に用いています。

◆ケトン食は断食と同様なメカニズムでがん細胞を自滅させる

がん細胞では、酸素が十分に利用できる状況でもミトコンドリアでの酸素呼吸が抑制され、グルコースの取り込みと解糖系が亢進し、乳酸の生成が増えているという物質代謝の特徴を持っています。

これを好気性解糖あるいはワールブルグ効果と言い、がん細胞の代謝の特徴としてあまりに有名です（86ページ参照）。

ワールブルグ効果を是正するために解糖系を阻害して酸素呼吸を亢進すると、がん細胞は自滅します。その一つの方法として絶食（断食）があります。

断食はがん細胞のグルコースの利用を低下させ、脂肪酸の分解によるケトン体産生やオートファジーの亢進などによって抗腫瘍効果を発揮します。

水以外に何も摂取しない「絶食（断食）」が究極のがんの食事療法として提唱されています。確かに、糖もタンパク質も脂肪も入ってこなければ、がん細胞の増殖と生存はかなり抑えられます。

しかし、生体の方も栄養不良になって、生命の維持ができなくなります。がん細胞がエネルギー欠乏になって全滅するか、体が栄養失調で死んでしまうかという競争になります。一般的には、がん細胞は筋肉などの正常細胞を分解して、自分の栄養として取り込むので、体の方が先に負けてしまいます。

つまり、絶食療法ではがんには勝てません。

体力や栄養状態を低下させないで絶食と同じような効果が期待できる方法として考案されたのがケトン食です。自分の体脂肪と筋肉を分解しないように、食事から脂肪とタンパク質を十分に摂取し、糖質だけを摂取しなければ、絶食と同様にケトン体の産生が増え、体重も体力も栄養状態も低下しません。

がん細胞はケトン体や脂肪酸をエネルギー源として利用しにくい状態にあります。それは、がん細胞は酸素を使ったエネルギー産生を行いたくない理由があるからです。したがって、酸素を使わない解糖系を亢進し、ミトコンドリアの酸素呼吸をできるだけ抑制しています。

脂肪酸もケトン体もミトコンドリアでしか代謝できないので、ミトコンドリアの代謝が抑制されているがん細胞では脂肪酸もケトン体も利用できない（利用したくない）状況にあります。

しかし、がん細胞でもミトコンドリアの機能は維持されています。

したがって、解糖系を阻害すると、ミトコンドリアでのエネルギー産生を高めるしかありません。実際、がん細胞もケトン体や脂肪酸を分解してエネルギー産生はできます。ただ、脂肪酸を分解すると、がん細胞にとって都合が悪いのです。

ケトン体や脂肪酸をエネルギー源としてがん細胞に使用させるように仕向けると、がん細胞の酸化ストレスを高めて、増殖を抑制し、死滅できます。つまり、がん細胞がエネルギー産生のためにケトン体や脂肪酸を使用させて、自滅させるように仕掛けるのです。

体内のケトン体産生を高めるケトン食は、がん細胞の解糖系を阻害する治療法の抗腫瘍効果を高めることができます。

つまり、ケトン食とクエン酸摂取は相乗効果があります。さらにジクロロ酢酸ナトリウムやメトホルミンやシンバスタチンやδ-トコトリエノールとの相乗効果もあります。

◆糖質制限より抗腫瘍効果が高いケトン食

食事中の糖質摂取を減らすとがん細胞の増殖が遅くなります。糖質を多く摂取すれば血糖値が上がり、インスリンの分泌が増えます。グルコースとインスリンはがん細胞の増殖を刺激します。

したがって、糖質摂取を減らせば、がん細胞に供給されるグルコースと分泌されるインスリンの量が減るので、がん細胞の増殖速度が低下するという理由です。

糖質摂取を減らすことによるがん細胞の増殖抑制効果は複数の動物実験モデルで報告されており、臨床例でも、糖質を減らした食事でがんの進行が抑制されることが報告されています。

しかし、糖質制限だけでは抗腫瘍効果に限界があります。糖質を全く摂取しなくても、血糖値はゼロにはならないからです。

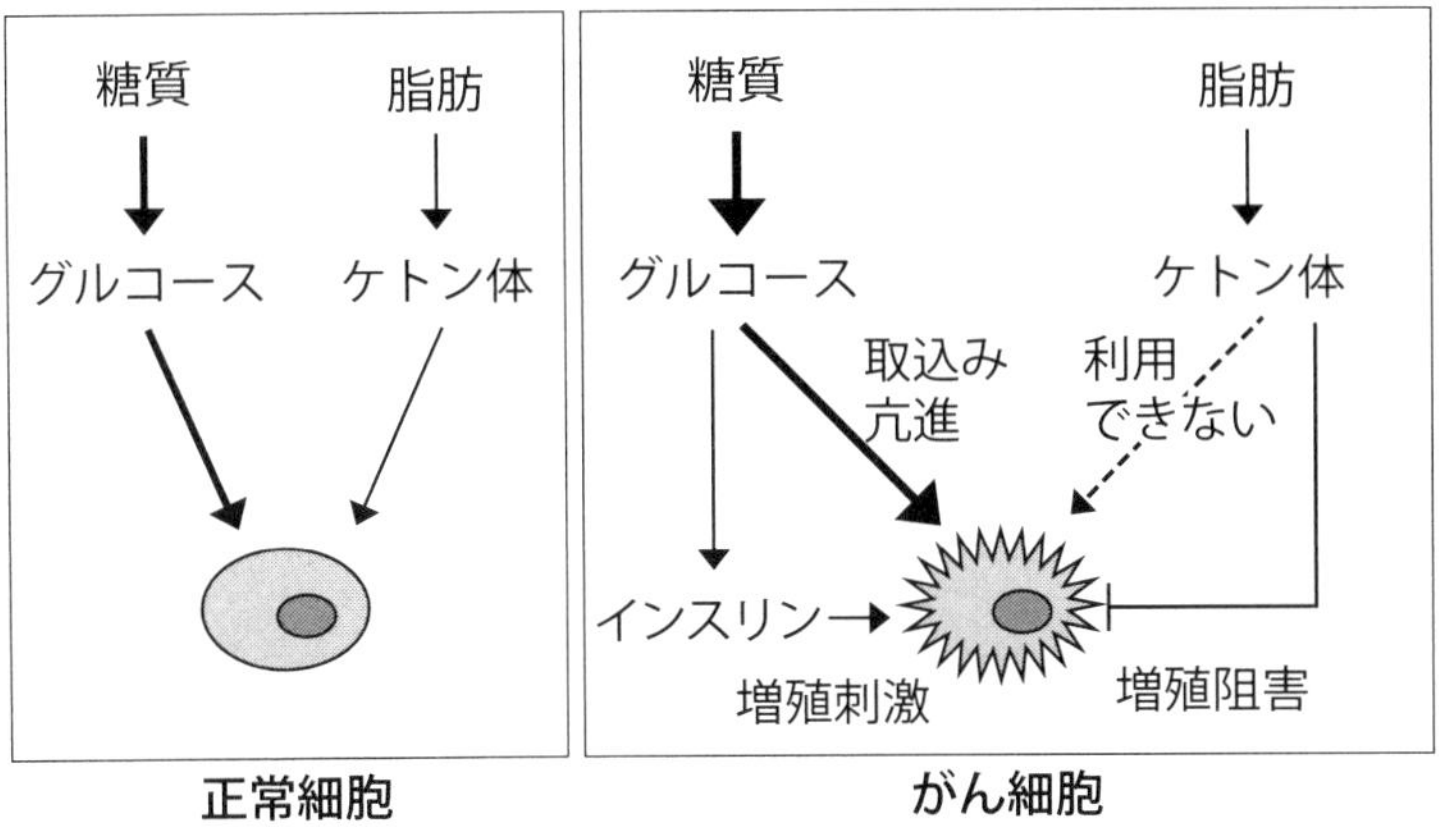

図23：がん細胞ではグルコースの取り込みが亢進している。グルコースの摂取で分泌が増えるインスリンはがん細胞の増殖を刺激する。脂肪の分解でできるケトン体をがん細胞はエネルギー源として利用できない。さらに、ケトン体自身にがん細胞の増殖を阻害する作用がある。正常細胞はグルコースもケトン体も効率的に利用できる。糖質の摂取を減らし、脂肪の分解でできるケトン体を多く産生する食事はがん細胞の増殖を阻害し、死滅させる効果がある。

それは、肝臓でアミノ酸や乳酸やグリセロールなどから糖を作るからです。これを糖新生と言います。肝臓で糖新生を行うため、糖質を全く摂取しなくても、血糖値は正常に保たれます。がん細胞はグルコースを取り込むグルコーストランスポーター（GLUT1）を過剰発現しているため、糖質制限の条件でも、糖新生で作られたグルコースをどん欲に取り込むからです。

糖質摂取を減らし、脂肪摂取を増やして脂肪酸の燃焼で産生されるケトン体を増やすと、多くのがん細胞ではケトン体をエネルギーに変換する酵素系の活性が低下しているので、ケトン体をエネルギー源として十分に利用できません。

また、がん細胞では細胞を増やすために脂肪酸を合成する酵素系の活性が非常に高くなっていますが、逆の脂肪酸を分解してエネルギーを産生する酵素の活性は低下しています。

つまり、体内のグルコースの量を減らし、脂肪酸の分解でＡＴＰを得ている体内状況を作り出せば、ミトコンドリアの機能が正常な正常細胞は脂肪酸の代謝によってＡＴＰを効率的に産生できるので生存できるのに対し、がん細胞は脂肪酸からＡＴＰを産生できないためエネルギーが枯渇して死滅するのです（図23）。


さらに、ケトン体のアセト酢酸とβヒドロキシ酪酸にはそれ自体に抗がん作用があります。がん細胞と正常線維芽細胞の培養細胞を使った実験で、培養液にアセト酢酸やβヒドロキシ酪酸を添加すると、正常な線維芽細胞の増殖は阻害されず、がん細胞の増殖は用量依存的に抑制されることが報告されています。

ケトン体ががん細胞のグルコースの取り込みと代謝を阻害するためだと考えられています。また、βヒドロキシ酪酸にはヒストンのアセチル化を亢進して遺伝子発現に作用して抗腫瘍効果を示す可能性も指摘されています。

がん細胞を移植した動物実験でも、ケトン体を多く出させる中鎖脂肪酸の豊富な高脂肪食を与えると、腫瘍の成長が抑えられ、がんによる体重の減少を防ぐ事が報告されています。

◆βヒドロキシ酪酸はヒストン脱アセチル化酵素を阻害する

ヒストンのアセチル化については第9章で少し触れています。ヒストンや非ヒストンタンパク質のアセチル化はヒストンアセチル基転移酵素とヒストン脱アセチル化酵素のバランスによって動的に制御されています。

ヒストンアセチル基転移酵素はヒストンをアセチル化することによってクロマチン構造を緩めて遺伝子転写を活性化します。

一方、ヒストン脱アセチル化酵素はヒストンのアセチル化を減らすことによってクロマチン（DNAとヒストンの複合体）を凝集して遺伝子転写を抑制します。

細胞のがん化の過程で、ヒストンや非ヒストンタンパク質の脱アセチル化が進むことが明らかになっています。そして、がん細胞ではヒストン・アセチル基転移酵素の発現や活性が低下し、逆にヒストン脱アセチル化酵素の発現と活性が亢進していることが明らかになっています。

ヒストン脱アセチル化酵素の活性亢進はヒストンアセチル化によって遺伝子発現に影響し、さらに非ヒストン・タンパク質の働きに影響し、これらの作用によって、がん細胞の脱分化、細胞増殖、浸潤・転移、細胞接着低下、アポトーシス抵抗性、血管新生を亢進し、がんの発生や悪性進展を促進する方向で作用しています。

したがって、ヒストン脱アセチル化酵素を阻害することはがん治療の有力な方法になります。ヒストン脱アセチル化酵素を阻害する作用はタンパク質のアセチル化を増やすことになります。前述のように、ヒストンや非ヒストンタンパク質のアセチル化を増やすことは一般的にがん細胞の増殖を抑制する方向で作用します。

ケトン体のβヒドロキシ酪酸は、ヒストン脱アセチル化酵素を阻害し、ヒストンのアセチル化を促進し、遺伝子発現を調節する作用があります（文献30）。

ヒストン脱アセチル化酵素の阻害剤として単鎖脂肪酸の酪酸《らくさん》が有名です。

酪酸は、食物繊維を腸内細菌が嫌気性発酵させてできます。脂肪酸の分解過程で生合成されるほか、バターやチーズや皮脂にも含まれています。銀杏や足の悪臭の原因にもなっています。

培養したがん細胞に酪酸を添加すると、増殖抑制や分化誘導が起こり、その作用機序は酪酸によるヒストン脱アセチル化酵素の阻害作用によるものです。

絶食や飢餓状態やケトン食で産生されるケトン体のβヒドロキシ酪酸は酪酸のβ位のHがOHに変わっただけで化学構造が似ています。

βヒドロキシ酪酸は酪酸と同様にヒストン脱アセチル化酵素を阻害し、遺伝子発現に影響することが確認されています。

マウスの実験では、血中のβヒドロキシ酪酸の濃度を0・6〜1・5mMに上昇させると、腎臓など複数の臓器においてヒストンのアセチル化が増えていることが確認されています。βヒドロキシ酪酸は長期的な飢餓状態では6〜8mMにも達します。通常のケトン食では1〜3mM程度に上昇します。

ヒストン脱アセチル化酵素の阻害が、寿命の延長やがん細胞の分化誘導や増殖抑制に効果があることも多くの研究で明らかになっています。

つまり、絶食やケトン食による健康作用や寿命延長作用や抗がん作用の一部は、βヒドロキシ酪酸によるヒストン脱アセチル化酵素の阻害作用が関与している可能性を示唆しています。

◆糖質を制限すれば高脂肪食でもがんを促進しない

がんの発生や再発の予防を目的とした食事療法では、脂肪を減らすことが推奨されています。全カロリーの45～65％を糖質から摂取し、脂肪からのカロリーは食事全体のカロリーの20～30％程度が望ましいと言うのが一般的な意見です。

脂肪の摂取が多いと肥満や動脈硬化を促進すると考えられています。

しかし、脂肪の取り過ぎが健康に悪いのは糖質を主食にする場合です。食事からの摂取カロリーの半分以上を糖質から摂取する食事内容では、脂肪の摂り過ぎは発がんリスクを高めます。

しかし、糖質を制限した場合には高脂肪食は発がんリスクを高めることはありません。その第一の理由は、脂肪を摂取しても血糖もインスリンの分泌も増えないからです。

また、がんや動脈硬化の原因になるのは、動物性の飽和脂肪酸やω６不飽和脂肪酸の多い一部の植物油を多く摂取した場合です。

逆に、オレイン酸を含むオリーブオイルやω３系不飽和脂肪酸のエイコサペンタエン酸（ＥＰＡ）やドコサヘキサエン酸（ＤＨＡ）を含む魚油、αリノレン酸を含む亜麻仁油《あまにゆ》（フラックスシードオイル）や紫蘇《しそゆ》油（エゴマ油）を多く摂取するとがんも動脈硬化性疾患も減らせることが明らかになっています。

つまり、糖質の摂取を減らすことと、がん予防に有効な脂肪を主体にすれば、脂肪の摂取量を増やしても、がん細胞の増殖を促進することは無いのです。

ケトン食の実践法に関する書籍は多数出版されています。食事のレシピ本も多く出版されています。インターネット上でも情報を得ることができます。

進行がんの治療においては、ケトン食は実践する価値が高いと言えます。ケトン食はクエン酸療法の効き目を高めます。

12章

2−デオキシ−D−グルコースと高濃度ビタミンC点滴は解糖系を阻害する

がん細胞の解糖系を阻害すると、がん細胞はエネルギー産生と物質合成が阻害されて増殖が抑制され、死滅します。

がん細胞の解糖系を阻害する方法として2－デオキシ－D－グルコースと高濃度ビタミンC点滴も有効です。解糖系の阻害はクエン酸の抗がん作用を強化します。

◆2-デオキシ-D-グルコースは解糖系を阻害する

2-デオキシ-D-グルコース（2-Deoxy-D-glucose）は、グルコースの2位の水酸基（OH）が水素原子（H）に置換されたグルコース誘導体です（図24）。

2-デオキシ-D-グルコース（2-DG）はグルコースと同じようにグルコース・トランスポーター（グルコース輸送体）を利用して細胞内に取り込まれます。グルコースと2-DGは細胞内に入るとヘキソキナーゼによってリン酸化され、グルコース-6-リン酸あるいは2-デオキ

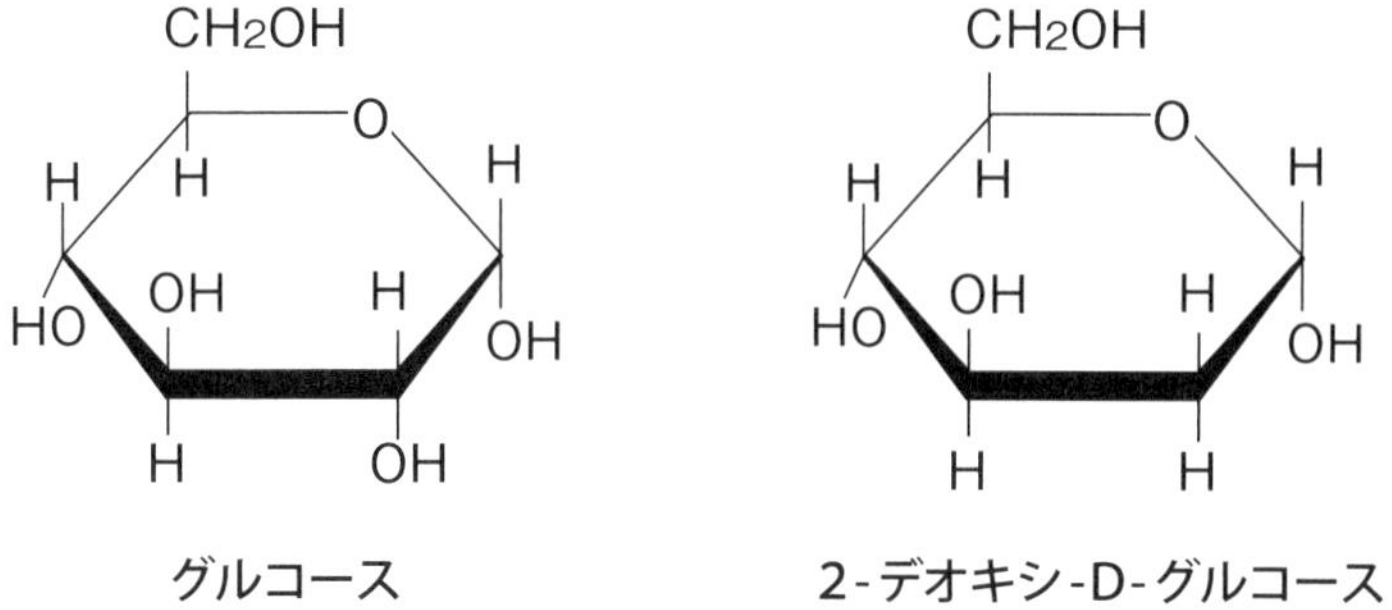

図24:グルコースと2-デオキシ-D-グルコースの化学構造。

シ-D-グルコース-6-リン酸（2-DG-6-リン酸）に変換されます。

リン酸化されるとグルコース・トランスポーターを通過できないため細胞外へ出られなくなります。

このヘキソキナーゼによる6位のリン酸化は解糖系によるグルコースの代謝の最初のステップで、細胞内に取り込んだグルコースを細胞内にとどめておく目的があります。

リン酸化反応後は、グルコース-6-リン酸はさらに解糖系で代謝されてエネルギー産生に使われ、ペントースリン酸経路で核酸などの物質合成の材料としても利用されます。

しかし、2-DG-6-リン酸は解糖系酵素で代謝できないため、細胞内に蓄積します。グルコース-6-リン酸や2-DG-6-リン酸を脱リン酸化するフォスファターゼが糖新生を行う肝臓や腎臓の細胞にはありますが、多くのがん細胞はフォスファターゼの活性が低いので、一旦入った2‐DGは2‐DG‐6‐リン酸に変換されたあとは細胞外に出ることができず、さらにそれ以上代謝されることもできないので、2‐DG‐6‐リン酸の状態でどんどん蓄積します。

2‐DGによってエネルギー産生が低下するとそのストレス応答によってグルコース・トランスポーターの発現がさらに増え、2‐DGの取り込みをさらに増やすことにもなります。したがって、がん細胞は正常細胞に比べてより2‐DGの取り込みが増えます。

細胞内で蓄積した2‐DG‐6‐リン酸はヘキソキナーゼとグルコース‐6‐リン酸イソメラーゼを阻害します（拮抗阻害）。グルコース‐6‐リン酸イソメラーゼはヘキソキナーゼの次の段階の解糖系酵素で、グルコース‐6‐リン酸をフルクトース‐6‐リン酸に変換します。

したがって、2‐DGを経口摂取すると、がん細胞に多く取り込まれ、がん細胞の解糖系を阻害するので、グルコースの代謝によるエネルギー産生と物質合成を阻害することになります（図25）。

2‐DGががん細胞内に多く蓄積することを利用した検査法がPET（陽電子放射断層撮影）

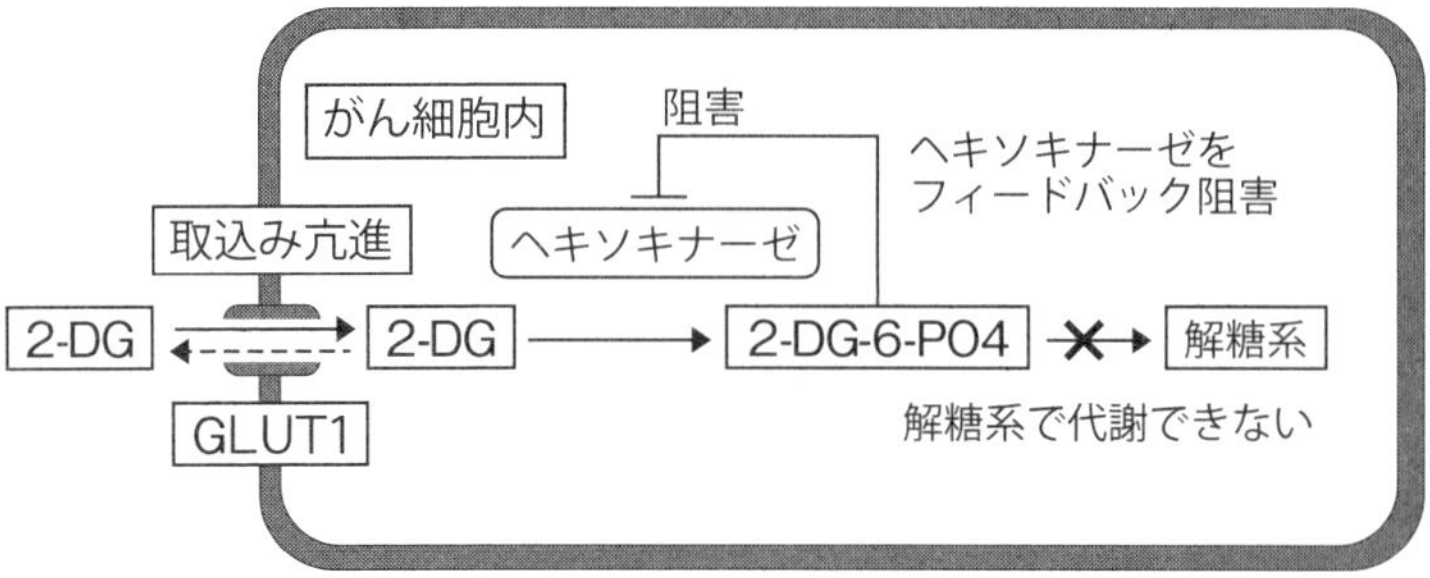

図25：2-デオキシ-D-グルコース（2-DG）はグルコースの2位のOHがHに変わっているグルコース類縁物質で、グルコースと同様にグルコース輸送体（GLUT1）によって細胞内に取り込まれる。ヘキソキナーゼで2-DG-6リン酸（2-DG-6-PO4）になるが、それから先の解糖系酵素では代謝できないので細胞内に蓄積する。蓄積した2-DG-6リン酸はヘキソキナーゼをフィードバック的に阻害するので、グルコースの解糖系での代謝を阻害してATP産生を阻害する。

です。

2-DGの2位の水素原子（つまり、グルコースの2位のOH基）を陽電子放出同位体フッ素18（18F）で置換された18F-フルオロデオキシグルコース（FDG）という薬剤を注射した後、それをPET装置で撮影し、FDGの集まり方を画像化して診断するものです。

多くのがんは、グルコース取り込みおよびヘキソキナーゼレベルが上昇しているため、がん細胞にFDGが集まるのです。

2-DGは優先的にがん細胞に取り込まれ、解糖系やペントースリン酸経路を阻害して、がん細胞を内部から崩壊させることができるのです。

2-DGががん細胞の増殖を抑制する効果が

指摘されたのは1950年代です。「細胞のエネルギー源であるグルコースの誘導体を取り込ませれば、がん細胞の増殖を抑制できる」というアイデアは、もう60年も前に研究されており、グルコース誘導体の抗腫瘍活性が検討され、2-DGに最も強い抗腫瘍効果があることが証明されています。

しかし、2-DGを使ったがん治療は、その後あまり注目されなかったようです。その理由の一つは、がんの治療においては、「強い毒性をもった化合物を使ってがん細胞を一掃するような治療法」が1950年代以降は主流になっていたからだと思われます。

そのため、「エネルギー産生経路を阻害してがん細胞の増殖を低下させる」というようなアイデアは注目されなかったのかもしれません。

しかし、ワールブルグ効果が再評価されるようになり、がん細胞のエネルギー産生と物質合成を阻害する方法として、2-DGにも注目が集まるようになり、多くの動物実験で抗腫瘍効果が証明され、人間での臨床試験も実施されるようになったということです。

2-DGは単独では抗がん作用は弱いのですが、抗がん剤治療や放射線治療やメトホルミンやジクロロ酢酸ナトリウムとの相乗効果が報告されています。

例えば、クエン酸の摂取に加えて、解糖系を阻害する2-デオキシ-D-グルコースと、ミトコンドリアの呼吸酵素を阻害してミトコンドリアでのATP産生を減らし、活性酸素の産生を増やすメトホルミン、ピルビン酸脱水素酵素を活性化して酸化的リン酸化を促進することによって活性酸素の産生を増やすジクロロ酢酸ナトリウムを併用すると、がん細胞のエネルギー産生と物質合成（特に脂肪酸合成）を阻止し、活性酸素の産生を亢進して増殖を抑制し、細胞死（アポトーシス）を誘導する効果が指摘されています。

◆2-デオキシ-D-グルコースは抗がん剤治療や放射線治療の効き目を高める

2-デオキシ-D-グルコース（2-DG）はがん細胞の解糖系を阻害するので、がん細胞の増殖速度を低下させる効果がありますが、2-DG単独ではがん細胞を死滅させる作用は弱いと言わざるを得ません。

今まで、動物実験や人間での研究が報告されていますが、2-DGの単独投与では十分な抗腫瘍効果は得られていません。がん細胞のグルコースを完全に枯渇させることが現実的に困難だからです。

しかし、がん細胞のエネルギー産生や物質合成の経路を阻害すると、抗がん剤や放射線に対するがん細胞の感受性が高まります。抗がん剤治療や放射線治療の時に2-DGを服用すると、それらの抗腫瘍効果を高めることが多くの基礎研究や臨床試験で確認されています。

抗がん剤との併用において1日体重1kgあたり40～60mg程度の投与量で臨床試験が行われています。2-DGとグルコースが競合してがん細胞のエネルギー代謝を阻害するため、糖質制限でグルコースの摂取量を減らせば、2-DGは少ない量で阻害作用を発揮できます。就寝時は筋肉や心臓や脳の働きが低下して血流やグルコースの取り込みが減ります。そのため、2-DGを就寝前に服用すると、最も抗腫瘍効果が高まります。

2-DGの毒性に関しては、マウスの実験では50％致死量は2g／kg以上という報告があります。人での検討では200mg／kgくらいまでは投与できるという報告があります。

2-DGは、タンパク質に糖鎖が着くN-グリコシル化の過程を阻害するので、糖鎖異常の糖タンパク質が小胞体に蓄積してきます。

このような糖鎖異常の糖タンパク質が増えた状態で放射線や抗がん剤でがん細胞が死滅すると、免疫応答を引き起こしやすい細胞死（免疫原性細胞死という）を誘導することが報告されています。放射線治療や抗がん剤治療に2-DGを併用すると免疫原性細胞死を誘導してがん抗原に特異的な抗腫瘍免疫を高めることができます。

解糖系を阻害すると寿命延長効果があるので、昔は抗加齢（アンチエイジング）の領域で研究されたこともありますが、長期投与では副作用が出るので、抗加齢の目的での研究は断念されています。

最も多い副作用は高血糖です。2-DGは細胞内のグルコースの濃度を低下させます。脳の視床下部の神経細胞が細胞内グルコースの低下を感知すると、低血糖状態と勘違いして、脳下垂体のホルモン分泌を制御して血糖を高めるホルモンや伝達物質を出すようになるため高血糖になるようです。食事からの糖質摂取を減らすケトン食や肝臓の糖新生を阻害するメトホルミンを併用すると高血糖を避けることができます。

一方、服用量が多いと低血糖のような症状（倦怠感や脱力）を感じます。がん細胞の量が多いときはがん細胞に多く取り込まれるため低血糖症状は起こりにくいのですが、がん細胞の量が少ないときは低血糖が起こらないように服用量を調節します。

◆高濃度ビタミンC点滴は解糖系を阻害する

高濃度ビタミンC点滴は、1回に25〜100gという大量のビタミンCを1〜3時間かけて点滴する治療法です。がん細胞に取り込まれたビタミンCが過酸化水素を発生することでDNAやミトコンドリアにダメージを与え、解糖系を阻害してATP産生を阻害することによって抗がん作用を発揮します。

ビタミンCはグルコースと構造が似ており、同じ糖輸送担体（グルコーストランスポーター）によって細胞内に取り込まれます。がん細胞はグルコーストランスポーターの発現量が増え、グルコースの取り込みが亢進しているので、大量のビタミンCががん細胞に取り込まれ、がん細胞を選択的に死滅させることができます。

提唱されている作用機序として、ビタミンCによって発生した過酸化水素がDNAにダメージを与えると、ポリADPリボース合成酵素（PARP）が活性化されNADが枯渇し、解糖系もTCA回路も進まなくなります。

ポリADPリボース合成酵素（PARP）は、核DNAに生じた一本鎖切断端を認識してDNAに結合して活性化され、ニコチンアミドアデニンジヌクレオチド（NAD^+）を基質としてP

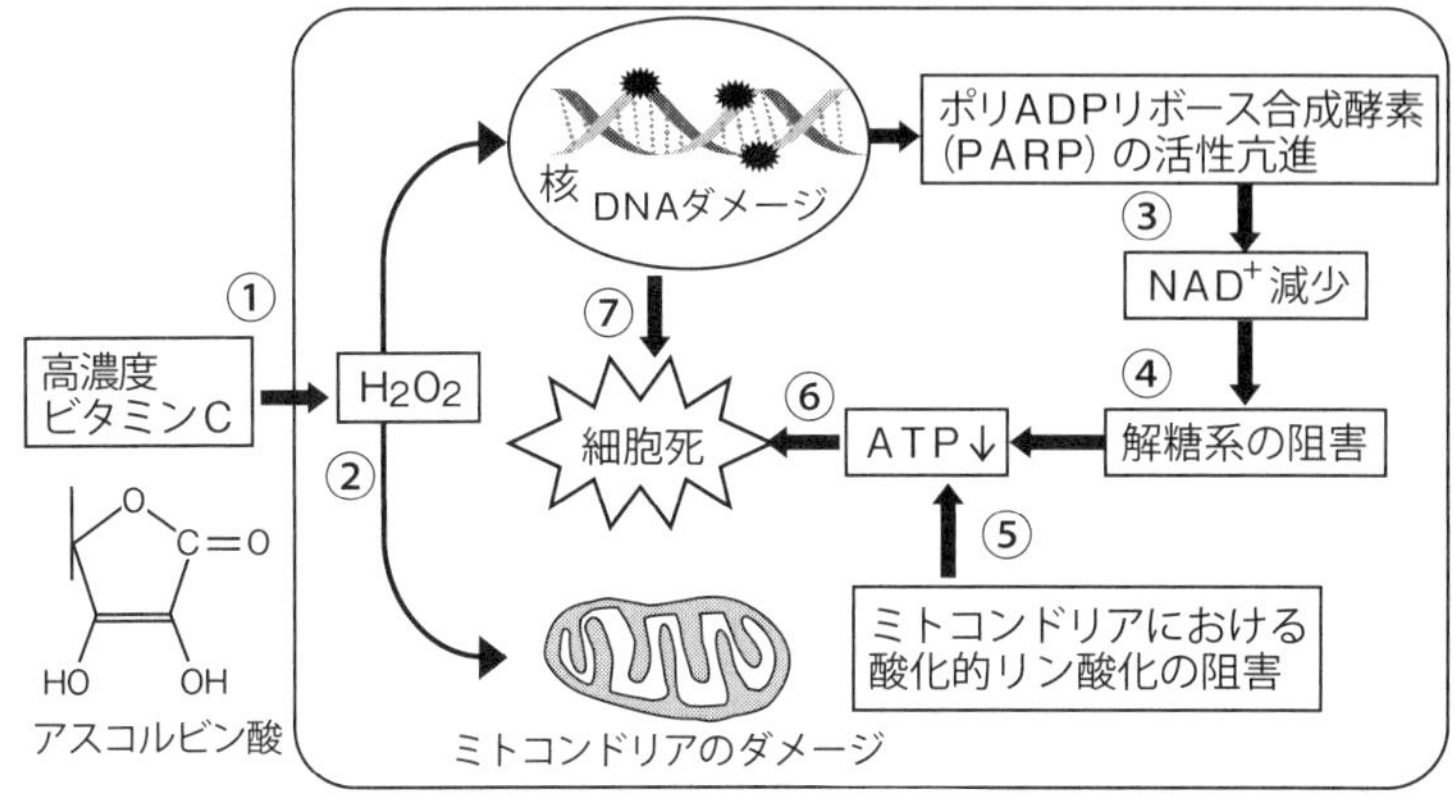

図26：ビタミンCはグルコーストランスポーターから細胞内に取り込まれる。がん細胞はグルコーストランスポーターの発現量が増えているので、がん細胞に高用量のビタミンCが取り込まれる（①）。取り込まれたビタミンCはがん細胞内で過酸化水素（H_2O_2）を発生させて、DNAとミトコンドリアにダメージを与える（②）。DNAのダメージはポリADPリボース合成酵素（PARP）の活性を亢進してNAD（ニコチンアミドアデニンジヌクレオチド）が減少し（③）、解糖系が阻害される（④）。ミトコンドリアのダメージは酸化的リン酸化でのATP産生を減少させる（⑤）。この結果、がん細胞内のATPが枯渇してがん細胞は死滅する（⑥）。過度なDNAダメージも細胞死を誘導する（⑦）。

ＡＲＰ自身やＤＮＡ修復関連タンパク質にＡＤＰ-リボースを付加します。これをタンパク質のポリ-ＡＤＰ-リボシル化と言います。

ポリ-ＡＤＰ-リボシル化はＤＮＡ修復反応を活性化しますが、過度のＰＡＲＰの活性化は NAD^+ とＡＴＰを枯渇して細胞死（アポトーシス）を誘導します。

NADが枯渇すると解糖系での酵素反応がストップします。活性酸素はミトコンドリアにもダメージを与えます。これらの作用で、エネルギーが枯渇して細胞が死滅することになります。この作用機序を図26にまとめています。

血中の濃度がmMレベルに上昇する高濃度のビタミンＣの点滴は、ビタミンとしての働きではなく、抗がん剤としての働きを発揮します。

この薬理学的濃度のビタミンＣは過酸化水素を発生し、過酸化水素はがん細胞に多い鉄と反応してヒドロキシルラジカルのような酸化傷害を引き起こす活性酸素種を産生してＤＮＡを損傷するためです。

その他に、高濃度ビタミンＣが解糖系酵素のグリセルアルデヒド３リン酸脱水素酵素を酸化傷害で活性を阻害する作用機序が報告されています（文献31）。

グリセルアルデヒド3リン酸脱水素酵素はグリセルアルデヒド3リン酸を1，3-ビスホスホグリセリン酸に変換する解糖系の酵素の一つです。

この研究では、高濃度ビタミンC点滴で細胞内に発生した活性酸素が、グリセルアルデヒド3リン酸脱水素酵素の活性部位の152番目のシステイン（C152）を酸化して不活性化することを明らかにしています。

正常細胞はグルコーストランスポーターの発現が少ないのでビタミンCの取り込みが少なく、過酸化水素を消去するカタラーゼの活性が高いので、高濃度ビタミンC点滴による細胞傷害は起こりにくいと考えられています。

2-デオキシ-D-グルコース（2-DG）は解糖系の最初の2つの酵素（ヘキソキナーゼとグルコース-6-リン酸イソメラーゼ）を阻害します。クエン酸は解糖系の3番目のホスホフルクトキナーゼを阻害します。高濃度ビタミンC点滴は6番目の酵素のグリセルアルデヒド3リン酸脱水素酵素を阻害します。

つまり、クエン酸と2-DGの摂取と高濃度ビタミンC点滴は解糖系の10種類の酵素の4種類を阻害することによって、相乗的にがん細胞の解糖系を阻害する効果を発揮すると言えます。

◆がん細胞の代謝をターゲットにしたがん治療とは

ここまで解説してきた内容をまとめると以下のようになります。

1）1日に10から15gを目安にしたクエン酸の摂取は、解糖系の律速酵素のホスホフルクトキナーゼを阻害してがん細胞のエネルギー産生を阻害する。さらに、がん細胞の増殖シグナル伝達系の阻害や、免疫細胞の活性化など多彩なメカニズムでがん細胞の増殖を抑制する。クエン酸摂取は可能であれば1日に体重1kgあたり0・5g程度まで増やすことができる。クエン酸は食後に摂取する。

2）重曹（炭酸水素ナトリウム）を1日に15から20gを目安に空腹時に摂取するとがん組織をアルカリ化することによって、がん細胞の増殖や浸潤や転移を抑制し、免疫細胞の働きを高める。クエン酸と一緒に摂取しない。

3）ピルビン酸脱水素酵素を活性化するジクロロ酢酸ナトリウムはTCA回路での代謝を亢進

してクエン酸の産生を増やす。

4）糖尿病治療薬のメトホルミンは脂肪酸合成とメバロン酸経路を阻害して細胞質のクエン酸とアセチルＣｏＡを増やす。クエン酸は解糖系を阻害し、アセチルＣｏＡはタンパク質のアセチル化を亢進してがん細胞の増殖を抑制する。

5）高脂血症治療薬のシンバスタチンは3-ヒドロキシ-3-メチルグルタリル補酵素A（HMG-CoA）還元酵素の活性を阻害し、コレステロールやイソプレノイドの産生を阻害することによって、がん細胞の増殖を阻害する。

6）シンバスタチンによるHMG-CoA還元酵素の活性阻害は、HMG-CoA還元酵素の産生量を亢進するデメリットがある。ビタミンEの一種のγ-トコトリエノールとδ-トコトリエノールはHMG-CoA還元酵素の分解を亢進してコレステロールやイソプレノイドの産生を阻害し、がん細胞の増殖を抑制し、細胞死を誘導する。

7）ケトン食はがん細胞のグルコースの利用を低下させる。ケトン体のβヒドロキシ酪酸は、ヒストン脱アセチル化酵素を阻害し、ヒストンや非ヒストンタンパク質のアセチル化を促進して遺伝子発現を調節する機序によってがん細胞の増殖を抑制する。

8）2-デオキシ-D-グルコースや高濃度ビタミンC点滴はがん細胞の解糖系を阻害する。

クエン酸摂取だけでは抗腫瘍効果に限界がありますが、以上に示した方法を組み合わせると、相乗効果によってがん細胞内のクエン酸濃度が高まり、がん細胞の解糖系が阻害され、がん細胞の増殖が抑制されます。

さらに乳酸産生が減少して、がん組織の酸性化が軽減すると免疫細胞の働きも良くなります。その結果、がん細胞を消滅することも不可能ではありません。

おわりに

私は2002年からがんの補完・代替医療を専門にした自由診療のクリニックで診療しています。

治療が行き詰まっている進行がんの患者さんや、標準治療が効かなくなって匙を投げられた末期がんの患者さんを多数診ています。その中には、子供や若い人もいます。様々な事情を抱えて、まだ死ぬわけにはいかないという、必死に頑張っているがん患者さんも多くいます。

そのような人たちのがんを治す手助けをすることが私の目標です。

標準治療を中心にしながら、その治療を補完する漢方治療や食事療法やサプリメントを使った治療を行っています。標準治療から匙を投げられた患者さんには、がんの進行を止め、症状を良くする代替療法を指導しています。

この十数年の間に、世界中で行われている100種類以上の補完・代替療法を試して来ました。その中にはインチキや根拠の乏しいものもありました。

効果を実感できなかったものも数多くあります。しかし、本当に効く治療法もあります。

効果を実感できないものは、私の治療法のリストから自然と消えていきます。がんに効いていると実感できるものは私の補完・代替療法のリストに残り、今でも使用しています。

10年くらい前からがん細胞の代謝の特徴を利用したがん治療を知り、積極的に実践しています。最初に注目したのがミトコンドリアを活性化するジクロロ酢酸ナトリウムです。この治療法は多くの臨床試験で有効性が確認されています。


さらに、がん細胞がグルコースの利用が高いという特徴をターゲットにしたケトン食を実践しました。

これも多くの進行がんの患者さんに有効性を認めましたので2013年にがんのケトン食療法に関する書籍（『ブドウ糖を絶てばがん細胞は死滅する！』）を出版しました。

当時はケトン食の効果は疑問視されましたが、最近では多くの大学や研究機関で実践され、臨床試験も行われています。

がん細胞は解糖系が亢進し、ミトコンドリアでの酸素を使うエネルギー産生が抑えられています。そこで解糖系を阻害し、ミトコンドリアの働きを活性化する治療法を実践すると、確かに効いているという結果を得ました。

以上のように、がん細胞のエネルギー産生の特徴を利用すると、がん治療の効果を高め、がんを縮小し、消滅することもできることを、多くのがん患者さんの治療経験から確信しました。

医学や薬学の研究者の多くは特許の取れる新薬の開発に力を注ぎます。薬になって特許が取得できれば莫大な利益になるからです。

一方、本書で紹介したクエン酸や重曹は安価でありふれた食品です。ケトン食は100年以上前からある食事療法です。ジクロロ酢酸ナトリウムや2-デオキシグルコースやメトホルミンやシンバスタチンやトコトリエノールも全て物質特許は取れないので、これらががんに効くという報告があっても、それを追試したり、研究を発展させる研究者は少数です。論文数が一つ増えるだけの利益しかなく、研究しようというインセンティブ（やる気をおこさせる刺激）が乏しいからです。

しかし私は、自由診療でがんに効く補完・代替療法を追求し提供しています。できるだけ安価で安全な方法を探しています。

その結果、本書で紹介したクエン酸療法や重曹療法のような「ありふれたがん治療」を研究し実践するインセンティブがあります。

本書で紹介したクエン酸療法は、がん細胞の代謝の特徴を利用した治療法です。がん細胞で亢進している解糖系をターゲットにしていますが、さらに多彩な作用機序で抗がん作用を示すことが明らかになっています。その多彩な作用機序による抗がん作用を知ってもらおうと思ったのが、本書をまとめるきっかけです。

クエン酸水を飲むだけという「がんのクエン酸療法」はつい最近までは、インチキ医療呼ばわりされていたと思います。

私自身も最初は懐疑的でした。しかし最近の研究で、動物実験での有効性や、その作用メカニズムが明らかになってきたので紹介しました。

クエン酸を摂取するだけでは効果が弱い場合も多く経験しますが、本書で解説したように解糖系と脂肪酸合成とメバロン酸経路の阻害などを併用すると、抗腫瘍効果を高めることができます。

1日に10グラム程度のクエン酸を摂取する方法と、ケトン食、ジクロロ酢酸ナトリウム、メトホルミン、シンバスタチン、デルタ・トコトリエノール、2-デオキシ-D-グルコース、高濃度ビタミンC点滴、重曹摂取などを併用したがん治療法が、がんの補完・代替療法として有効であると確信しています。

新薬を使った治療が最先端のがん治療とは限りません。特許の取れない治療法は製薬会社が目を向けないだけです。がんの代替療法の中にも有効な治療法があることを多くのがん患者さんに知っていただきたいと願っています。

福田　一典

【主な参考図書】（出版年順）

『オットー・ワールブルク―生化学の開拓者』：H・クレブス著（丸山工作、丸山匠訳）（岩波書店・１９８２年）

『クエン酸で医者いらず』長田正松、小島徹著（日東書院・２００３年）

『カラー図解 アメリカ版大学生物学の教科書（第1巻細胞生物学）』D・サダヴァ他著（講談社・２０１０年）

『がんと代謝：実験医学 Vol.30, No.15（増刊）』（羊土社・２０１２年）

『代謝ナビゲーション―ミトコンドリアを中心とする代謝ネットワーク―』ナヴディープ・チャンデル著（メディカル・サイエンス・インターナショナル・２０１７年）

【文献】

1）An estimation of the number of cells in the human body. Ann Hum Biol. 2013 Nov-Dec;40（6）:463-71.

2）Stem cell divisions, somatic mutations, cancer etiology, and cancer prevention. Science. 2017 Mar 24;355（6331）:1330-1334.

3）Substantial contribution of extrinsic risk factors to cancer development. Nature. 2016 Jan 7;529（7584）:43-7.

4)Citrus fruit intake and stomach cancer risk: a quantitative systematic review. Gastric Cancer. 2008;11(1):23-32.

5）Intakes of citrus fruit and risk of esophageal cancer: A meta-analysis. Medicine（Baltimore）. 2018 Mar;97（13）:e0018.

6) Citrus fruit intake and pancreatic cancer risk: a quantitative systematic review.Pancreas. 2009 Mar;38(2):168-74.

7) Citrus consumption and cancer incidence: the Ohsaki cohort study.Int J Cancer. 2010 Oct 15;127(8):1913-22.

8）有機酸摂取による尿成分の変化について（第1報）：有機酸摂取が尿pH値及び乳酸量に及ぼす影響について 薬学雑誌　1956年76巻2号 p. 111-115

9）Living without oxygen: lessons from the freshwater turtle. Comp Biochem Physiol A Mol Integr Physiol. 2000 Mar;125（3）:299-315.

10）Citrate suppresses tumor growth in multiple models through inhibition of glycolysis, the tricarboxylic acid cycle and the IGF-1R pathway. Sci Rep. 2017; 7: 4537.

11）Low circulating IGF-I bioactivity is associated with human longevity: findings in centenarians' offspring. Aging（Albany NY）. 2012 Sep; 4（9）:580-9.

12）Insulin-like growth factor-I and cancer mortality in older men. J Clin Endocrinol Metab. 2010 Mar;95（3）:1054-9.

13）The reduced concentration of citrate in cancer cells: An indicator of cancer aggressiveness and a possible therapeutic target. Drug Resist Updat. 2016 Nov;29:47-53.

14）Dichloroacetate restores drug sensitivity in paclitaxel-resistant cells by inducing citric acid accumulation.Mol Cancer. 2015; 14: 63.

15）Citrate reduced oxidative damage in stem cells by regulating cellular redox signaling pathways and represent a potential treatment for oxidative stress-induced diseases. Redox Biol. 2019 Feb; 21: 101057.

16）Study on injury effect of food additive citric acid on liver tissue in mice. Cytotechnology. 2014 Mar, 66（2）: 275-82

17）Hypothesis proved...citric acid（citrate）does improve cancer: a case of a patient suffering from medullary thyroid cancer. Med Hypotheses. 2009 Aug;73（2）:271.

18）The patient with multiple endocrine neoplasia type 2B treated with citric acid already survived 8 years longer than medically expected. Juniper Online Journal of Case Studies, Volume 1 Issue 4, January 2017

19）Clinical report: a patient with primary peritoneal mesothelioma that has improved after taking citric acid orally.Clin Res Hepatol Gastroenterol. 2011 Mar;35（3）:241.

20）A patient with glioblastoma multiforme who improved after taking citric acid orally. Int. Res. J. Basic Clin. Stud. 3（1）:35-37, 2015

21）Case report: A patient with pancreatic cancer who improved after the treatment with citric acid that she received. Indian Journal of Applied Research. 5（12）p.392, 2015

22）Dichloroacetate enhances apoptotic cell death via oxidative damage and attenuates lactate production in metformin-treated breast cancer cells. Breast Cancer Res Treat. 2014 Oct;147（3）:539-50.

23）Sensitization of metformin-cytotoxicity by dichloroacetate via reprogramming glucose metabolism in cancer cells. Cancer Lett. 2014 May 1;346（2）:300-8.

24）Destabilization of fatty acid synthase by acetylation inhibits de novo lipogenesis and tumor cell growth. Cancer Res. 2016 Dec 1;76（23）:6924-6936.

25）Effects of statins on cancer mortality and progression: A systematic review and meta-analysis of 95 cohorts including 1,111,407 individuals. Int J Cancer. 2017 Mar 1;140（5）:1068-1081.

26）Tocotrienol as a potential anticancer agent. Carcinogenesis. 2012 Feb;33（2）:233-9.

27）Molecular mechanisms of action of tocotrienols in cancer: Recent trends and advancements. Int J Mol Sci. 2019 Feb; 20（3）: 656.
28）Suppression in mevalonate synthesis mediates antitumor effects of combined statin and gamma-tocotrienol treatment.Lipids. 2009 Oct;44（10）:925-34.
29）Multi-dimensional roles of ketone bodies in fuel metabolism, signaling, and therapeutics. Cell Metab. 2017 Feb 7; 25（2）: 262–284.
30）Suppression of oxidative stress by β-hydroxybutyrate, an endogenous histone deacetylase inhibitor. Science. 2013 Jan 11;339（6116）:211-4.
31）Vitamin C selectively kills KRAS and BRAF mutant colorectal cancer cells by targeting GAPDH. Science. 2015 Dec 11; 350（6266）: 1391–1396.

【著者略歴】

福田　一典（ふくだ　かずのり）

昭和28年福岡県生まれ。昭和53年熊本大学医学部卒業。

熊本大学医学部（外科）、久留米大学医学部（病理学）、北海道大学医学部（生化学）、米国バーモント（Vermont）大学医学部（生化学）にてがんの臨床や基礎研究を行う。

平成4年から株式会社ツムラ中央研究所にて漢方薬理の研究に従事し、平成7年から国立がんセンター研究所にてがん予防の研究を行なう。

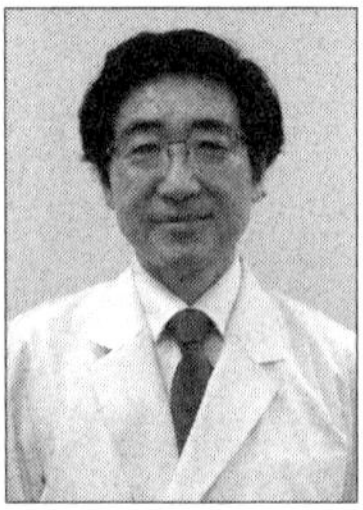

平成10年から岐阜大学医学部東洋医学講座にて、東洋医学の臨床および研究や教育に従事。平成14年５月に銀座東京クリニックを開設し、がんの漢方治療と補完・代替医療を実践している。

著書に『癌予防のパラダイムシフトー現代西洋医学と東洋医学の接点ー（医薬ジャーナル社1999年）』『からだにやさしい漢方がん治療（主婦の友社2001年）』『見直される漢方治療；漢方で予防する肝硬変・肝臓がん（碧天社2003年）』『オーダーメイドの漢方がん治療（コアラブックス2005年）』『決定版　抗がんサプリメントの正しい選び方、使い方（南々社2005年）』『自分でできる「がん再発予防法」（本の泉社、2006年）』『あぶない抗がんサプリメント（三一書房2008年）』『漢方がん治療のエビデンス（ルネッサンス・アイ2010年）』『ブドウ糖を絶てばがん細胞は死滅する！（彩図社2013年）』『がんに効く食事、がんを悪くする食事（彩図社2013年）』『健康になりたければ糖質をやめなさい（彩図社2014年）』『がんと戦わないで共存する方法（ルネッサンス・アイ2015年）』『医療大麻の真実（明窓出版2015年）』『やせる！若返る！ケトン体食事法（洋泉社2016年）』『福田式がんを遠ざけるケトン食レシピ（河出書房新社2016年）』『ミトコンドリアを活性化するとがん細胞は自滅する（彩図社2017年）』『がんとの共存を目指す漢方がん治療（ルネッサンス・アイ2017年）』などがある。

銀座東京クリニック
TEL：03-5550-3552 ／メール：info@f-gtc.or.jp

クエン酸ががんを消す
代謝をターゲットにしたがん治療の効力

2019年8月23日　第一刷
2025年2月20日　第四刷

著　者　福田一典

発行人　山田有司

発行所　〒170-0005
株式会社　彩図社
東京都豊島区南大塚3-24-4
MTビル
TEL：03-5985-8213　FAX：03-5985-8224

印刷所　シナノ印刷株式会社
URL　https://www.saiz.co.jp　https://x.com/saiz_sha

ISBN978-4-8013-0392-8 C0047